U0307234

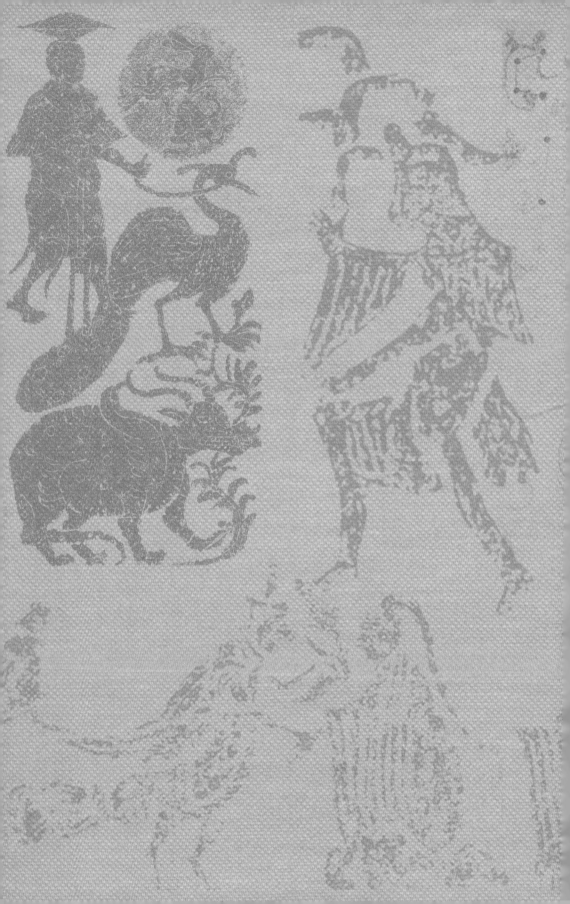

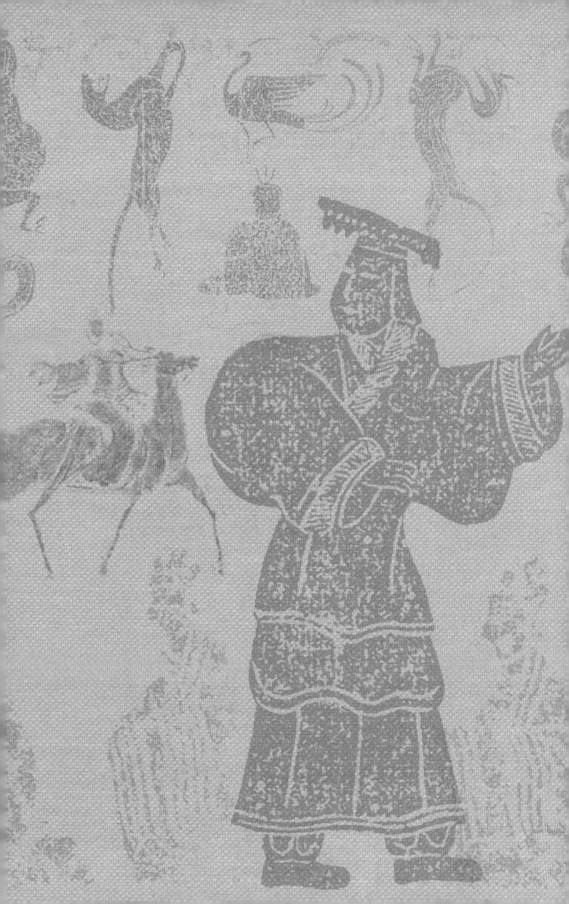

中国古医籍整理丛书

伤寒全生集

明·陶 华 著

马作峰 姜瑞雪 胡玉萍 牛志尊 校注

中国中医药出版社

·北 京·

图书在版编目（CIP）数据

伤寒全生集/（明）陶华著；马作峰等校注.—北京：中国中医药出版社，2015.1（2025.1 重印）

（中国古医籍整理丛书）

ISBN 978 - 7 - 5132 - 2232 - 7

Ⅰ.①伤…　Ⅱ.①陶…②马…　Ⅲ.①《伤寒论》 - 研究　Ⅳ.①R222.29

中国版本图书馆 CIP 数据核字（2014）第 293858 号

中国中医药出版社出版
北京经济技术开发区科创十三街 31 号院二区 8 号楼
邮政编码　100176
传真　010 64405721
北京盛通印刷股份有限公司印刷
各地新华书店经销

＊

开本 710×1000　1/16　印张 16.5　字数 122 千字
2015 年 1 月第 1 版　2025 年 1 月第 4 次印刷
书　号　ISBN 978 - 7 - 5132 - 2232 - 7

＊

定价　49.00 元
网址　www. cptcm. com

国家中医药管理局
中医药古籍保护与利用能力建设项目
组织工作委员会

主　任　委　员　王国强

副 主 任 委 员　王志勇　李大宁

执行主任委员　曹洪欣　苏钢强　王国辰　欧阳兵

执行副主任委员　李　昱　武　东　李秀明　张成博

委　　　　　员

各省市项目组分管领导和主要专家

　　（山东省）武继彪　欧阳兵　张成博　贾青顺

　　（江苏省）吴勉华　周仲瑛　段金廒　胡　烈

　　（上海市）张怀琼　季　光　严世芸　段逸山

　　（福建省）阮诗玮　陈立典　李灿东　纪立金

　　（浙江省）徐伟伟　范永升　柴可群　盛增秀

　　（陕西省）黄立勋　呼　燕　魏少阳　苏荣彪

　　（河南省）夏祖昌　刘文第　韩新峰　许敬生

　　（辽宁省）杨关林　康廷国　石　岩　李德新

　　（四川省）杨殿兴　梁繁荣　余曙光　张　毅

各项目组负责人

　　王振国（山东省）　王旭东（江苏省）　张如青（上海市）

　　李灿东（福建省）　陈勇毅（浙江省）　焦振廉（陕西省）

　　蔡永敏（河南省）　鞠宝兆（辽宁省）　和中浚（四川省）

项目专家组

顾　问　马继兴　张灿玾　李经纬

组　长　余瀛鳌

成　员　李致忠　钱超尘　段逸山　严世芸　鲁兆麟
　　　　　郑金生　林端宜　欧阳兵　高文柱　柳长华
　　　　　王振国　王旭东　崔　蒙　严季澜　黄龙祥
　　　　　陈勇毅　张志清

项目办公室（组织工作委员会办公室）

主　任　王振国　王思成

副主任　王振宇　刘群峰　陈榕虎　杨振宁　朱毓梅
　　　　　刘更生　华中健

成　员　陈丽娜　邱　岳　王　庆　王　鹏　王春燕
　　　　　郭瑞华　宋咏梅　周　扬　范　磊　张永泰
　　　　　罗海鹰　王　爽　王　捷　贺晓路　熊智波

秘　书　张丰聪

前 言

中医药古籍是传承中华优秀文化的重要载体，也是中医学传承数千年的知识宝库，凝聚着中华民族特有的精神价值、思维方法、生命理论和医疗经验，不仅对于传承中医学术具有重要的历史价值，更是现代中医药科技创新和学术进步的源头和根基。保护和利用好中医药古籍，是弘扬中国优秀传统文化、传承中医学术的必由之路，事关中医药事业发展全局。

1949 年以来，在政府的大力支持和推动下，开展了系统的中医药古籍整理研究。1958 年，国务院科学规划委员会古籍整理出版规划小组在北京成立，负责指导全国的古籍整理出版工作。1982 年，国务院古籍整理出版规划小组召开全国古籍整理出版规划会议，制定了《古籍整理出版规划（1982—1990）》，卫生部先后下达了两批 200 余种中医古籍整理任务，掀起了中医古籍整理研究的新高潮，对中医文化与学术的弘扬、传承和发展，发挥了极其重要的作用，产生了不可估量的深远影响。

2007 年《国务院办公厅关于进一步加强古籍保护工作的意见》明确提出进一步加强古籍整理、出版和研究利用，以及

"保护为主、抢救第一、合理利用、加强管理"的方针。2009年《国务院关于扶持和促进中医药事业发展的若干意见》指出，要"开展中医药古籍普查登记，建立综合信息数据库和珍贵古籍名录，加强整理、出版、研究和利用"。《中医药创新发展规划纲要（2006—2020)》强调继承与创新并重，推动中医药传承与创新发展。

2003~2010年，国家财政多次立项支持中国中医科学院开展针对性中医药古籍抢救保护工作，在中国中医科学院图书馆设立全国唯一的行业古籍保护中心，影印抢救濒危珍本、孤本中医古籍1640余种；整理发布《中国中医古籍总目》；遴选351种孤本收入《中医古籍孤本大全》影印出版；开展了海外中医古籍目录调研和孤本回归工作，收集了11个国家和2个地区137个图书馆的240余种书目，基本摸清流失海外的中医古籍现状，确定国内失传的中医药古籍共有220种，复制出版海外所藏中医药古籍133种。2010年，国家财政部、国家中医药管理局设立"中医药古籍保护与利用能力建设项目"，资助整理400余种中医药古籍，并着眼于加强中医药古籍保护和研究机构建设，培养中医古籍整理研究的后备人才，全面提高中医药古籍保护与利用能力。

在此，国家中医药管理局成立了中医药古籍保护和利用专家组和项目办公室，专家组负责项目指导、咨询、质量把关，项目办公室负责实施过程的统筹协调。专家组成员对古籍整理研究具有丰富的经验，有的专家从事古籍整理研究长达70余年，深知中医药古籍整理研究的重要性、艰巨性与复杂性，履行职责认真务实。专家组从书目确定、版本选择、点校、注释等各方面，为项目实施提供了强有力的专业指导。老一辈专家的学术水平和智慧，是项目成功的重要保证。项目承担单位山东中医药大学、南京中医药大学、上海中医药大学、福建中医药大学、浙江省中医药研究院、陕西省中医药研究院、河南省中医药研究院、辽宁中医药大学、成都中医药大学及所在省市中医药管理部门精心组织，充分发挥区域间互补协作的优势，并得到承担项目出版工作的中国中医药出版社大力配合，全面推进中医药古籍保护与利用网络体系的构建和人才队伍建设，使一批有志于中医学术传承与古籍整理工作的人才凝聚在一起，研究队伍日益壮大，研究水平不断提高。

本着"抢救、保护、发掘、利用"的理念，该项目重点选择近60年未曾出版的重要古医籍，综合考虑所选古籍的保护价值、学术价值和实用价值。400余种中医药古籍涵盖了医经、基础理论、诊法、伤寒金匮、温病、本草、方书、内科、外科、女科、儿科、伤科、眼科、咽喉口齿、针灸推拿、养生、医案医话医论、医史、临证综合等门类，跨越唐、宋、金元、明以迄清末。全部古籍均按照项目办公室组织完成的行业标准《中医古籍整理规范》及《中医药古籍整理细则》进行整理校注，绝大多数中医药古籍是第一次校注出版，一批孤本、稿本、抄本更是首次整理面世。对一些重要学术问题的研究成果，则集中收录于各书的"校注说明"或"校注后记"中。

"既出书又出人"是本项目追求的目标。近年来，中医药古籍整理工作形势严峻，老一辈逐渐退出，新一代普遍存在整理研究古籍的经验不足、专业思想不坚定等问题，使中医古籍整理面临人才流失严重、青黄不接的局面。通过本项目实施，搭建平台，完善机制，培养队伍，提升能力，经过近5年的建设，锻炼了一批优秀人才，老中青三代齐聚一堂，有效地稳定了研究队伍，为中医药古籍整理工作的开展和中医文化与学术的传承提供必备的知识和人才储备。

本项目的实施与《中国古医籍整理丛书》的出版，对于加强中医药古籍文献研究队伍建设、建立古籍研究平台，提高古籍整理水平均具有积极的推动作用，对弘扬我国优秀传统文化，推进中医药继承创新，进一步发挥中医药服务民众的养生保健与防病治病作用将产生深远影响。

第九届、第十届全国人大常委会副委员长许嘉璐先生，国家卫生计生委副主任、国家中医药管理局局长、中华中医药学会会长王国强先生，我国著名医史文献专家、中国中医科学院马继兴先生在百忙之中为丛书作序，我们深表敬意和感谢。

由于参与校注整理工作的人员较多，水平不一，诸多方面尚未臻完善，希望专家、读者不吝赐教。

国家中医药管理局中医药古籍保护与利用能力建设项目办公室
二○一四年十二月

许 序

"中医"之名立，迄今不逾百年，所以冠以"中"字者，以别于"洋"与"西"也。慎思之，明辨之，斯名之出，无奈耳，或亦时人不甘泯没而特标其犹在之举也。

前此，祖传医术（今世方称为"学"）绵延数千载，救民无数；华夏屡遭时疫，皆仰之以度困厄。中华民族之未如印第安遭染殖民者所携疾病而族灭者，中医之功也。

医兴则国兴，国强则医强。百年运衰，岂但国土肢解，五千年文明亦不得全，非遭泯灭，即蒙冤扭曲。西方医学以其捷便速效，始则为传教之利器，继则以"科学"之冕畅行于中华。中医虽为内外所夹击，斥之为蒙昧，为伪医，然四亿同胞衣食不保，得获西医之益者甚寡，中医犹为人民之所赖。虽然，中国医学日益陵替，乃不可免，势使之然也。呜呼！覆巢之下安有完卵？

嗣后，国家新生，中医旋即得以重振，与西医并举，探寻结合之路。今也，中华诸多文化，自民俗、礼仪、工艺、戏曲、历史、文学，以至伦理、信仰，皆渐复起，中国医学之兴乃属必然。

迄今中医犹为国家医疗系统之辅，城市尤甚。何哉？盖一则西医赖声、光、电技术而于20世纪发展极速，中医则难见其进。二则国人惊羡西医之"立竿见影"，遂以为其事事胜于中医。然西医已自觉将入绝境：其若干医法正负效应相若，甚或负远逾于正；研究医理者，渐知人乃一整体，心、身非如中世纪所认定为二对立物，且人体亦非宇宙之中心，仅为其一小单位，与宇宙万象万物息息相关。认识至此，其已向中国医学之理念"靠拢"矣，虽彼未必知中国医学何如也。唯其不知中国医理何如，纯由其实践而有所悟，益以证中国之认识人体不为伪，亦不为玄虚。然国人知此趋向者，几人？

国医欲再现宋明清高峰，成国中主流医学，则一须继承，一须创新。继承则必深研原典，激清汰浊，复吸纳西医及我藏、蒙、维、回、苗、彝诸民族医术之精华；创新之道，在于今之科技，既用其器，亦参照其道，反思己之医理，审问之，笃行之，深化之，普及之，于普及中认知人体及环境古今之异，以建成当代国医理论。欲达于斯境，或需百年欤？予恐西医既已醒悟，若加力吸收中医精粹，促中医西医深度结合，形成21世纪之新医学，届时"制高点"将在何方？国人于此转折之机，能不忧虑而奋力乎？

予所谓深研之原典，非指一二习见之书、千古权威之作；就医界整体言之，所传所承自应为医籍之全部。盖后世名医所著，乃其秉诸前人所述，总结终生行医用药经验所得，自当已成今世、后世之要籍。

盛世修典，信然。盖典籍得修，方可言传言承。虽前此50余载已启医籍整理、出版之役，惜旋即中辍。阅20载再兴整理、出版之潮，世所罕见之要籍千余部陆续问世，洋洋大观。

今复有"中医药古籍保护与利用能力建设"之工程，集九省市专家，历经五载，董理出版自唐迄清医籍，都400余种，凡中医之基础医理、伤寒、温病及各科诊治、医案医话、推拿本草，俱涵盖之。

噫！璐既知此，能不胜其悦乎？汇集刻印医籍，自古有之，然孰与今世之盛且精也！自今而后，中国医家及患者，得览斯典，当于前人益敬而畏之矣。中华民族之屡经灾难而益蕃，乃至未来之永续，端赖之也，自今以往岂可不后出转精乎？典籍既蜂出矣，余则有望于来者。

谨序。

第九届、十届全国人大常委会副委员长

许嘉璐

二〇一四年冬

王 序

　　中医学是中华民族在长期生产生活实践中，在与疾病作斗争中逐步形成并不断丰富发展的医学科学，是中国古代科学的瑰宝，为中华民族的繁衍昌盛作出了巨大贡献，对世界文明进步产生了积极影响。时至今日，中医学作为我国医学的特色和重要医药卫生资源，与西医学相互补充、相互促进、协调发展，共同担负着维护和促进人民健康的任务，已成为我国医药卫生事业的重要特征和显著优势。

　　中医药古籍在存世的中华古籍中占有相当重要的比重，不仅是中医学术传承数千年最为重要的知识载体，也是中医为中华民族繁衍昌盛发挥重要作用的历史见证。中医药典籍不仅承载着中医的学术经验，而且蕴含着中华民族优秀的思想文化，凝聚着中华民族的聪明智慧，是祖先留给我们的宝贵物质财富和精神财富。加强对中医药古籍的保护与利用，既是中医学发展的需要，也是传承中华文化的迫切要求，更是历史赋予我们的责任。

　　2010 年，国家中医药管理局启动了中医药古籍保护与利用能力建设项目。这既是传承中医药的重要工程，也是弘扬优秀民族文化的重要举措，不仅能够全面推进中医药的有效继承和创新发展，为维护人民健康做出贡献，也能够彰显中华民族的璀璨文化，为实现中华民族伟大复兴的中国梦作出贡献。

相信这项工作一定能造福当今，嘉惠后世，福泽绵长。

国家卫生和计划生育委员会副主任

国家中医药管理局局长

中华中医药学会会长

王国强

二〇一四年十二月

马 序

新中国成立以来，党和国家高度重视中医药事业发展，重视古籍的保护、整理和研究工作。自 1958 年始，国务院先后成立了三届古籍整理出版规划小组，分别由齐燕铭、李一氓、匡亚明担任组长，主持制订了《整理和出版古籍十年规划（1962—1972）》《古籍整理出版规划（1982—1990）》《中国古籍整理出版十年规划和"八五"计划（1991—2000）》等，而第三次规划中医药古籍整理即纳入其中。1982 年 9 月，卫生部下发《1982—1990 年中医古籍整理出版规划》，1983 年 1 月，中医古籍整理出版办公室正式成立，保证了中医古籍整理出版规划的实施。2002 年 2 月，《国家古籍整理出版"十五"（2001—2005）重点规划》经新闻出版署和全国古籍整理出版规划领导小组批准，颁布实施。其后，又陆续制定了国家古籍整理出版"十一五"和"十二五"重点规划。国家财政多次立项支持中国中医科学院开展针对性中医药古籍抢救保护工作，文化部在中国中医科学院图书馆专门设立全国唯一的行业古籍保护中心，国家先后投入中医药古籍保护专项经费超过 3000 万元，影印抢救濒危珍、善、孤本中医古籍1640余种，开展了海外中医古籍目录调研和孤本回归工作。2010年，国家财政部、国家中医药管理局安排国家公共卫生专项资金，设立了"中医药古籍保护与利用能力建设项目"，这是继1982~1986年第一批、第二批重要中医药古籍整理之后的又一次大规模古籍整理工程，重点整理新中国成立后未曾出版的重要古籍，目标是形成并普及规范的通行本、传世本。

为保证项目的顺利实施，项目组特别成立了专家组，承担咨询和技术指导，以及古籍出版之前的审定工作。专家组中的许多成员虽逾古稀之年，但老骥伏枥，孜孜不倦，不仅对项目进行宏观指导和质量把关，更重要的是通过古籍整理，以老带新，言传身教，培养一批中医药古籍整理研究的后备人才，促进了中医药古籍保护和研究机构建设，全面提升了我国中医药古籍保护与利用能力。

作为项目组顾问之一，我深感中医药古籍保护、抢救与整理工作的重要性和紧迫性，也深知传承中医药古籍整理经验任重而道远。令人欣慰的是，在项目实施过程中，我看到了老中青三代的紧密衔接，看到了大家的坚持和努力，看到了年轻一代的成长。相信中医药古籍整理工作的将来会越来越好，中医药学的发展会越来越好。

欣喜之余，以是为序。

中国中医科学院研究员

马继兴

二〇一四年十二月

校注说明

《伤寒全生集》成书于明正统十年（1445），对《伤寒论》言而未尽者有诸多发挥，对伤寒症状及证候的辨证论治，往往不拘成法和成方，具有很高的理论指导意义和极大的临床实用价值。

一、作者及成书

陶华，字尚文，号节庵、节庵道人，浙江余杭人。生于明洪武二年（1369），卒于明天顺七年（1463），明代著名医家。

陶氏幼年业儒，旁通百氏，成年遇良医授予秘藏医籍，遂探研医术。精研《伤寒论》，颇有创见。为人治病，深切脉理，旁察病源，随症制方，不拘古法，屡有奇效。曾悬壶杭州，治伤寒常一剂即愈，名著一时，人称"陶一帖"。著有《伤寒琐言》《陶氏家秘》《杀车槌法》《一提金启蒙》《证脉截江网》各1卷。成无己《伤寒明理论》仅50证，陶氏鉴其未备，斟酌增删，写成《伤寒明理续论》1卷，明正统十年（1445）合辑为《伤寒六书》，又名《陶氏伤寒六书》6卷，流行较广，颇有影响。后又撰《伤寒全书》5卷、《伤寒治例点金》2卷、《伤寒治例直指》2卷、《伤寒直格标本论》1卷、《伤寒段段锦》1卷。在伤寒分证和治法方面有所发展。此外，又著《痈疽神验秘方》1卷、《陶节庵心髓》1卷。

《伤寒全生集》为陶氏虑其子不能习为良医而著，为陶氏一生习医之精华，该书序云："余晚年得子，方逾弱冠，柔软多病，习懒不能自强，必非能受此道者，日夜痛心，惧夫吾殁之后，有病委之庸医，足可以伤生灭性……某今年七十有七，衰迈殊甚，桑榆之日，岂能久照，日夜用心，以辑成《伤寒明理续编》，论法虽略备，非有师承口诀，不能融会贯通于心。又著《全生集》一卷，文虽鄙俚，然言简意到，其中包括仲景不传之妙，皆世所未尝闻见，剖露肺肝，以罄其蕴奥，实升高之梯阶，当宝之如珠玉，潜心玩绎探索，以尽厥旨。"陶氏在几近耄耋之年，"日夜用心"，著书立说，其用心之良苦，感人肺腑。

二、版本源流及底、校本的选择

本书现存明代版本有明崇祯十三年（1640）娄东蔡懋德刻本和明末关中薛贞刻本等8个版本。清刻版本有清初吴郡大来堂刻本、清乾隆三十七年（1772）松荫堂刻本、清乾隆四十七年（1782）古越尺木堂刻本、清乾隆刻本本衙藏板、清嘉庆十五年（1810）刻本、清嘉庆二十四年（1819）长州书业堂刻本、清嘉庆二十四年（1819）桐石山房刻本、清嘉庆眉寿堂刻本本衙藏板、清刘清堂刻本、清绿荫堂刻本等。

本次校注，以娄东蔡懋德刻本（简称"蔡本"）为底本，关中薛贞刻本（简称"薛贞本"）为主校本。薛贞本有2个序：陶华的原序和署名为"监察御史关中薛贞题"的薛序；蔡本的序中有"薛君得是编而喜曰：是可广吾生生之仁也"、"薛按君惠爱苍生之盛意亦并垂不朽矣乎"等文字，说明蔡本在薛贞本之后。薛贞本虽早，但损毁严重，有大量残缺和脱漏现象，而蔡本则内容完整、错误较少、校刻精当，故选蔡本为底本，选薛贞本为主校本。嘉庆眉寿堂刻本本衙藏板（简称"嘉庆本"）是叶天士对乾隆四十七年（1782）刻印本的点评本，这在清代版本中属于较早的，选为参校本。

三、校注的原则与体例

本次校注《伤寒全生集》，以尊重原著、保持原貌为原则，具体原则及方法如下：

1. 此次校注将原本的繁体字竖排本，整理为简化字横排本。

2. 凡底本无误，校本有误者，一律不出校记。凡底本有误，根据校勘的依据予以纠正者，出是非性校记。凡底本与校本互异，义均可通者，分以下三种情况：以底本义胜者，一律不出校记；以校本义胜者，出倾向性校记；无法判断何本义胜者，出异同校记。底本与校本虽然一致，但按文义疑有讹、脱、衍、倒等，又缺乏依据未能遽定者，保留原文不作改动，出存疑校记。

3. 对原书中的冷僻费解及具有特定含义的字词、术语等进行了解释。注音采用汉语拼音加同音字注音的方法。解释通假字、古体字。对生僻词汇及中医专用术语进行注释，解释难以理解的句义。

4. 同一个字（词）需要多次校注时的处理：同一个字在全书中均为同一含义（用法），则在首见处出校注记并注明"下同"，余者不一一出校；如在不同的句子中有不同的含义，则随见随校。

5. 字形属一般笔画之误，如属"日"、"曰"混淆，"己"、"巳"、"已"不分者，径改。其他如"增寒壮热"径改为"憎寒壮热"，"躁渴"径改为"燥渴"等，均不出校记。底本中的常见异体字、俗体字、手写体，统一以规范字律齐，不出校。如：悮、悞－误，川芎－川芎，刧－劫，効－效，栢－柏，蚘虫－蛔虫，胷－胸等。

6. "症""证"二字在明清以前未严格区分，所以在本书中有当用"证"字而误用为"症"的现象，如"阴症"、"阴阳症"、"表症"、"热症"、"瘀血症"等等，为维持原貌，本次校勘未作修改。另有一些古今用字有变化的情况，因其无碍文义，也未作修改，如"舌上燥胎""黄胎""舌胎""白胎"之"胎"字现多用"苔"，校勘中未作处理。

7. 底本在各卷之前有本卷目录，本次校勘将目录集中放在全书正文之前，同时删除了各卷前的目录。

8. 底本各卷前均有"会稽玉符朱映璧校正，镇江府医官司何爔重校，苏州府医生戈如璧同校"等三行文字，本次校注均予删除。

9. 原书凡例中各条前有标识符"—"，今一并删去，不再出注。

原序①

医之为道，何道也？曰：君子之道也。苟非存心有恒者，可轻议哉！何则？夫药之性，能生人，亦能杀人。盖操之不得其要，则反生为杀矣。惟君子则立心不苟，故其为业必精；及其临病，必详以审，故能化悲痛为欢忻。小人之性忍以贪，贪则惟利是图，忍则轻忽视人命；逮及临病，则夸以略，不察病之虚实，辄投瞑眩之药，不杀人也几希。吾固为君子之道也。余晚年得子，方逾弱冠②，柔软多病，习懒不能自强，必非能受此道者，日夜痛心，惧夫吾殁③之后，有病委之庸医，足可以伤生灭性。孟子云：不孝有三，无后为大。有子多病，不传以济生之道，一旦夭札④，祖宗之祀事绝矣。岂为人父之道哉！某今年七十有七，衰迈殊甚，桑榆⑤之日，岂能久照，日夜用心，以辑成《伤寒明理续编》，论法虽略备，非有师承口诀，不能融会贯通于心。又著《全生集》一卷，文虽鄙俚⑥，然言简意到，其中包括仲景不传之妙，皆世所未尝闻见，剖露肺肝，以罄其蕴奥，实升高之梯阶，当宝之如珠玉，潜心玩绎探索，以尽厥旨。有疑辄问，不可因循，务期日进高远。司马温公曰：

① 原序：底本无此序，据薛贞本补。
② 弱冠：年满20岁的男子。古代男子20岁叫作"弱"，这时就要行"冠礼"，即戴上表示已成人的帽子。
③ 殁：死亡。
④ 夭札：遭疫病而早死。夭，短命，早死，未成年而死。札，疫病，也指遭瘟疫死亡。
⑤ 桑榆：比喻晚年，垂老之年。
⑥ 鄙俚：粗野，庸俗，自谦之词。

达则为良相，不达则为良医，岂非君子之道乎！汝宜服膺①此训，敬慎而行之，他日倘能以斯道济人，亦君子也。若存心不古，以吾言为妄谬，反以斯道杀人，负吾之用心，非吾之子也。

正统十年②己丑③中元日④余杭⑤节庵道人⑥陶华题

---

①　服膺：牢牢记在心里。

②　正统十年：即公元 1445 年。正统为明朝第六位皇帝朱祁镇的年号。

③　己丑：指己丑月份。古人以天干配地支法纪年月日，据下文"中元日"，正统十年己丑月当是 7 月。

④　中元日：道经以正月十五日为上元，七月十五日为中元，十月十五日为下元。中元节与除夕、清明节、重阳节（除、清、九）等三节，是中国传统节日里祭祖的四大节日。

⑤　余杭：古地名。在今浙江省杭州市。

⑥　节庵道人：陶华晚年自号节庵道人。

蔡 序

　　慨自医理玄奥，关系非轻，而伤寒尤甚。盖其证有疑似，有传变，一或鲁莽，而病者以命为试。余尝思入室者之难其人，而节庵陶君所著《全生集》，读其书，想见其人，殆聋者雷霆，盲者日月也，彼诚见人身一阴阳耳。邪气所中，或丽①于阴，或丽于阳，虚有其征②，实有其证，刚柔有轻重，节气有多少，进退盈缩有分合，凡其听声写形稽③时望色，辨晰于几微疑似之间，而考订于五药五味之内者，精且核矣。所谓隔垣见五脏者非耶。薛君得是编而喜曰：是可广吾生生之仁也。按吴时梓④之属典守⑤者，珍之意可传世矣，而不虞⑥回禄⑦之煨烬之也，余实痛焉。于是索其成帙者而重新焉，俾工是术者执此以往，无不奇中，以跻斯世于仁寿之域，则陶公一生之苦心不至湮灭。而薛按君惠爱苍生之盛意亦并垂不朽矣乎。

　　　　时崇祯庚辰⑧春仲⑨既望⑩　　巡抚山西都察院御史娄东蔡懋德题

---

　①　丽：依附，附着。《易·离》曰："日月丽乎天，百谷草木丽乎土。"
　②　征：征兆，迹象。
　③　稽：考核，核查。《汉书·司马迁传》："稽其成败兴坏之理。"
　④　梓：原指多用于雕刻印书木板的梓树，此处代指印刷行业。
　⑤　典守：主管。
　⑥　虞：预料。
　⑦　回禄：相传为火神之名，引申为火灾。
　⑧　崇祯庚辰：即公元1640年。
　⑨　春仲：即仲春。为春季第二个月，即农历二月。
　⑩　既望："望"指阴历每月十五。"既"表示已经完成，既望指每月十五后至下弦月这段时间，但也常指每月十六日，这里即为后者。

刘 序①

　　人之受病，伤寒为最繁剧，而生死在于呼吸。自仲景先生辨其阴阳、内外、虚实、强弱、寒暑、燥湿、风邪、痰食之来，而制为攻里、散表、吐汗、补泻之剂。后之大家从其旨而发明其奥者，各有妙悟真诠。及读节庵陶先生所著《全生》一书，更详其受源，晰其变传，格其阴阳腑脏，例其虚实后先，以及旁感余伤，分门别类，散而为数百十条，使后之医者，察其端，就其绪，不至少有毫末之混。初读之似有异于仲景先生之论，细按之则无不贯其旨而极其微，实为活人之金丹也。惜坊刻不明其道，不能标其要而会其归，初学者即熟读是书，亦恐顺口滑过，不彻其秘，其能济人也鲜矣。予故挈源指流，为之点次②，为之评释。其重大关要之旨，细密精微之蕴，各加补说，以联络其旨趋，欲使学者直穷其止境，而操乎神明之妙道焉。敢云精深自信，聊以助先生悯世之苦心云尔。

乾隆四十七年③岁次壬寅④仲秋⑤上浣⑥
山阴⑦后学刘大化宇参氏书于娜嬛书屋

刘
序

---

①　刘序：底本无此序，据嘉庆本补。
②　点次：评点编次。
③　乾隆四十七年：即公元1782年。
④　岁次壬寅：即按天干地支纪年该年为壬寅年。次，正值，恰逢。
⑤　仲秋：秋天的第二个月，即农历8月。
⑥　上浣（huàn 换）：指上旬，即每个月的第一个十天。
⑦　山阴：古地名。在今浙江绍兴一带。

凡 例①

　　是书首列总论及六经标本，表里阴阳，寒热虚实，正伤寒，温热病，真阴证，类伤寒，阴阳相似，合病并病，风温痉痓，疫疠天行。次列发热恶寒细证等类，不下数十百条，分而合，合而分。其于此证，曲尽病情之变化，正如繇门径而跻堂奥，自粗浅而入精微，学者潜心讨究，自能应手而得。

　　仲景为伤寒立法之祖。第其论出古典，不便今人诵读。兹集乃援其意义，檃括成文，俾学者口诵心惟，无虑记忆之患也。

　　是书辨一证，则立一方，一方之中，出入加减，更察其病情变态，临证用药，便能奏效非常。

　　针灸之法，颇有愈病之功，且助汤药所不及。集中每每收录，学者当临病制宜，不可视为泛泛矣。

---

① 凡例：原脱，据薛贞本补。

目 录

卷之二

---

① 汗后不彻：此后原衍"汗后"二字，据薛贞本删。

---

① 例：原作“论”，据薛贞本改。

② 例：原脱，据正文及薛贞本补。

---

① 例：原脱，据正文及薛贞本补。

卷之一

伤寒总难提纲第一

伤寒一证，原有《活人书》《明理论》《指掌图》《伤寒论》，其中有论阙方者，有方阙论者，有脉无证者，有证无法者。盖仲景之书，历年既久，遗失颇多。王叔和以断简残编而补方造论，成无己乃顺文注释，而苴^①集成书，所以遗祸至今而未止也。今之治伤寒者一二日，不问属虚属实，便用麻黄、桂枝之类汗之；三四日，不问在经在腑，便用柴胡、葛根之类和之；五六日，不问在表在里，便用承气之类下之。以致内外俱虚，变证蜂起。殊不知人之表里虚实不同，邪之传变有异，岂可以日数为准耶？盖风寒乃天之客邪，其中于人也，或入于阴，或入于阳，原无定体，非但始太阳而终厥阴也。或有自太阳始，日传一经，六日传至厥阴，邪气自衰，不传而愈者；或有不罢再传者；或有即传者；或有间经而传者；或有传至二三经而止者；或有始终只在一经者；或有越经而传者；或有初入太阳不作郁热，便入少阴而成寒证者；或有直中阴经而成真寒证者；或有足经客热而传入手经者；或有证变者；或有脉变者；或有取证不取脉者；或有取脉不取证者。皆缘经无明文，后人妄治，使蒙害者多矣。夫麻黄、桂枝二汤，仲景原为冬月正伤寒立也。今人乃以之通治非时暴寒温暑，又将传经阴证与直中阴经之阴证，混同立论，岂不误乎？盖暴寒温暑原别有方，直

---

① 苴（jū居）：粗略、粗劣。

中阴经必有别法，今皆亡失而无征①也。古人引领后进，书不尽言，言不尽意，要在学者心领神会，活泼泼地如珠走盘。如见太阳证者宜直攻太阳，如见少阴证者宜直攻少阴，此活法也。仲景云：日数虽多，但见表证而脉浮者，犹宜汗之；日数虽少，但有里证而脉沉者，亦宜下之。况其取方立论甚严，曰可温，曰可下，曰少与，曰急下，与夫②先温其里乃攻其表，先解其表乃攻其里，此确论也。切不可执定一二日发表，三四日和解，五六日方下，必须审脉验证，辨名定经，一一亲切无疑，方可下手。真知其表邪而汗之，真知其里邪而下之，真知其为直阴经中而温之。如此而汗，如此而下，又如此而温，则桂枝、承气投之不差③，姜附、理中发而必当。若投剂少差，死证立见矣，可不深思而熟虑哉？嗟夫！常病用常法，不见为难。设有感冒非时而认作正伤寒者，有直中阴经真寒证而认作传经之热证者，有夹阴伤寒，夹阴中寒，而认作正伤寒者，有内伤寒而认作外伤寒者，有类伤寒之杂证而认作真伤寒者，有寒疫而认作时疫者，有湿温而认作风温者，有中湿而认作风湿者，有暑证而认作伤寒者，有如狂而认作发狂者，有血证发黄而认作湿热发黄者，有蚊迹而认作发斑者，有动少阴血而认作鼻衄者，有谵语而认作狂言者，有独语而认作郑声者，有女劳复而认作阴阳易者，有短气而认作发喘者，有痞满而认作结胸者，有伤寒下利纯清水而俗呼为漏底者，有哕而认作干呕者，有并病而认作合病者，有正阳明腑病而认作阳明经病者，有太阳无脉而便认作死证者，有里恶寒而认作表恶寒者，有表发热而认作里

---

① 征：凭证。
② 与夫：发语词，下同。
③ 差：同"瘥"，痊愈。

发热者，有阴躁而认作阳狂者，有少阴发热而认作太阳证者，有标本全不晓者。呜呼！胸中若不以证脉讲明，论方得法，但执成方以治人，一匕妄施，祸如反掌，此杀人不用刀耳。老夫伤寒一证，实窃仲景先师之秘，虽不敢谓万全，十中可生八九。今老迈矣！思永其传，遂不揣①将平生所试效验奇方，杀车槌法②，分经辨证，传变经络，察脉观形，问因用药，逐一语录于后。论注证而证注脉，脉注法而法注方。后之同志，不必集闲方而观别论，使繁乱莫知其原也，但须熟玩此书，细心思译，积久精贯，又何证之难辨，药之妄投哉。

辨证伤寒温病热证论第二

夫伤寒者，自霜降后至春分前，天令严寒，水冰地冻而成杀厉之气，人触犯之，即时病者，为正伤寒。若虽冬月，而天令温暖，感之则为冬温。如至春分节后，天令温暖，人感壮热而病者为温病。若虽至春分，而天令尚寒，冰雪未解而感寒者，亦伤寒也。若三四五六七八月之间，天道忽有暴寒，感之而为病者，此时行寒疫也，即感冒伤寒。若夏至后人感壮热脉洪大者，为热病。若四时天令不正，感而为病，长幼率皆相似，互相传染者，此名时气。夫时气者一曰时疫，盖受天行疫厉之气而为病，乃非伤寒比也。然又有温疟、风温、湿温、温毒、温

---

① 不揣：犹言不自量。多用作谦词。

② 杀车槌法：是陶华所创的一种处方用药方法，体现在治疗原则、处方用药、药物炮制、药物煎煮、服用方法等方面。陶氏在《杀车槌法》卷首云："今将秘验三十七方、就注三十七槌法、二十条煎法、二十条劫病并制解法，名杀车槌也。"

疫、中风、伤风、中湿、风湿、中暑、中暍①等证，一皆发热状似伤寒，故医家通以伤寒称之。其通称伤寒者，因发热传变，皆相类也。至于用药，则不同矣。故发表解肌，略有分别。其冬月为正伤寒者，人之着寒②而即病也，壮者气行则愈，怯者着而成病；若不即病，至春变为温病，至夏变为热病。夫温热二病，乃冬月伏寒之所变，既变之后，不得复言寒矣。其寒疫者，乃天之暴寒，与冬时严寒，但有轻重之别，略可通称伤寒而治也。经云：名正则言顺，名不正则言不顺矣。故伤寒乃病之总名。识其名，则其效虽有迟速，亦无失矣。不识其名而妄治，以中暑作热病而复加燥热之剂，以湿温作风温而复加发汗，岂不死哉？今将各条明开于后，以便览焉！

辨伤寒伤风中寒不同论第三

伤寒者，冬月寒邪伤于足太阳经，即时病者为正伤寒。其证便有头疼发热恶寒，脉浮紧而无汗，治宜发表，自然热退身凉。若传阳明经，便有目痛鼻干不眠，脉微洪之证，治宜解肌。若传至少阳，便有胸胁痛而耳聋寒热，呕而口苦，脉弦数之证，治宜和解表里。若表证皆除，传进三阴，反见怕热，揭去衣被，躁渴谵语，潮热斑黄，狂乱，大便不通，脉沉实而有力，治宜急下，大便通而其热愈矣。若伤风者，初起头疼发热恶寒，脉浮缓，自汗，鼻塞声重，此名伤风，亦是太阳病起。若传至各经，依前伤寒条下治之。其春夏秋三时，虽有恶寒身热微头疼，则为感冒非时暴寒之轻，非比冬时正伤寒为重。

---

① 中暍（yè夜）：病名。出自《金匮要略·痉湿暍病脉证并治》。中暑。下同。

② 着寒：感受、触冒寒邪。下同。

若中寒者，寒邪卒时直中阴经，即发而暴也。一身受邪，难分经络，无热可发，温补自解，比之伤寒为尤甚。如寒中太阴，中脘腹痛，呕吐满闷，其脉迟缓，宜藿香正气散合理中汤，寒甚加附子。如寒中少阴，则脐腹疼痛，或吐泻厥冷踡卧，其脉沉细，宜五积散加茱萸；寒甚足冷，加附子四逆汤。如寒中厥阴，则小腹至阴疼痛，口吐涎沫，其脉沉迟，用茱萸附子四逆汤；寒甚手足指甲唇皆青，舌卷囊缩①，脉伏绝者，用蒸脐法及大剂姜附以温之，不然则死矣。

辨伤寒审证问因察形正名总论第四

夫审证问因察形正名，与脉俱当，乃可以言治也。若不明证而治，则害人于弹指间矣。凡至病家，未诊先问，最为有准。故当问其得病之因，所有轻重之异。且四时天令，惟冬寒为重，暴寒为轻；伤寒为重，感寒为轻，中寒尤甚重也。中寒者，寒邪直中阴经，故曰尤重也。有因空腹而着寒，有因脱着衣服而着寒，有因汗出当风而着寒，有因睡卧傍风而着寒，有因劳力辛苦而着寒，有因欲事②不谨而着寒，有因先伤于食而后伤于寒，此问因之大法也。其审证察形者，盖伤寒有一病则有一形，证见于外，可察而知之。举其六经形证者言之，以证所生之病，证脉相同，药无不应矣。太阳病家，如言病人发热恶寒，头项痛，腰嵴③强，恶心拘急，体痛骨节疼，则知是太阳经表证，标病也；若加发热烦渴，小便不利，则知是太阳经传里证，本病，热结膀胱也。若或有汗，恶风不恶寒，则知是伤风而非伤

---

① 囊缩：阴囊收缩。下同。
② 欲事：指性生活。
③ 嵴：通"脊"。下同。

寒也。其脉浮紧有力为伤寒，浮缓无力为伤风。其要在脉静为不传，脉躁盛为传也。伤风脉当浮缓而反紧盛者，其证热盛而烦，手足皆温，则知是伤风而得伤寒脉，躁盛为传也。伤寒脉当浮紧而反浮缓者，其证不烦少热，四肢厥冷，则知是伤寒元气虚而得伤风脉也。若或身热恶寒头疼，而脉反沉，则知是太阳得少阴脉也。若无头疼，但有身热恶寒而脉沉，则知其病还在少阴经也。阳明病家，如言身热微恶寒，头额目痛，鼻干不眠，则是阳明经表证，标病也；若加①身热，烦渴欲饮，汗出恶热，则知是阳明经传里证，本病也。若潮热自汗，谵语发渴，不恶寒而反恶热，揭去衣被，扬手掷足，或发斑黄狂乱，大便燥实不通，或手足乍温乍冷，腹满硬痛喘急，则知是正阳明，胃腑传里，本实病也。其脉微洪为标，洪数为本，沉数为实也。少阳病家，如言头角痛而目眩，胸胁痛而耳聋，寒热呕而口苦，心下满闷，则知是少阳经病也，其脉乃弦数焉。太阴病家，如言身体壮热，腹痛咽干，手足温，或自利不渴，则知是阳经热邪传太阴经，标病也；若加燥渴腹满，身目黄，小水②赤，大便燥实不通，则知是太阴经传，本病也。若初病起头不疼，口不渴，身不热，就便怕寒，手足冷，中脘腹满痛，吐泻，小便清白，或呕哕，则知是太阴经直中，本病也。若初病起无热不渴，止有胸膈膜胀满闷，面唇皆无光泽，或呕，胸腹急痛，手足冷，自觉不舒快，少情绪，则知是太阴经因生冷伤于脾胃而为内伤寒也。其脉沉缓为标，沉实为本，沉细直中也。其内伤寒亦沉细焉。少阴病家，如言引衣踡卧而恶寒，或舌干口燥，

① 加：薛贞本作"皆"。
② 小水：小便。下同。

谵语发渴，大便不通，则知是阳经热邪传少阴，标病。若或身热面赤，足冷脉沉，则知是肾经自受夹阴伤寒，标与本病也。若加烦躁，欲坐卧①泥水井中，虽欲饮而不受，面赤脉沉足冷，则知是阴极发躁，本病也。若身热面赤，足冷，烦躁欲饮，揭去衣服，脉数大无力，则知是虚阳伏阴，标与本病也。若初病起，头不疼，口不渴，身不热，就便怕寒，厥冷踡卧，或脐腹痛而吐泻，或战慄面如刀刮②，则知是肾经直中，本病也。若无热恶寒，面色青，小腹绞痛，足冷脉沉，踡卧不渴或吐利，甚则舌卷③囊缩，昏沉不省，手足指甲皆青，冷过肘膝，心下胀满，汤药不受，则知是肾经夹阴中寒，本病也。若身热面赤，足冷脉沉，身疼痛，下利清谷，则知是阴利寒证，俗呼漏底也，其脉沉实有力，为阳经热邪传入少阴，标病也。脉沉细无力为直中寒证，数大无力为虚阳伏阴。其夹阴伤寒，阴极发躁，脉皆沉也。厥阴病家，如言发热恶寒似疟状，则知是阳经热邪传入厥阴经，标病也。若烦满囊拳④，消渴，舌卷谵妄，大便不通，手足乍温乍冷，则知是阳经热邪传入厥阴经传⑤，标病也。若初病起，头不疼，口不渴，身不热，就便怕寒，四肢厥冷，或小腹至阴疼痛，或吐泻体痛，呕哕涎沫，甚则手足指甲面唇皆青，冷过肘膝，不温，舌卷囊缩，则知是厥阴经直中，本病

---

① 卧：原作"引"，据薛贞本改。

② 面如刀刮：存疑。下同。

③ 卷：薛贞本作"捲"。

④ 囊拳：薛贞本作"囊卷"。嘉庆本作"囊缩"。囊拳，阴囊收缩，下同。

⑤ 传：疑衍。

也。其脉浮缓为标，微浮微缓，不呕，清便①，标病自愈也。沉实有力为标②，微细无力或伏绝为直中也。又有头痛发热恶寒，身不痛，或嗳气，或作酸，或恶闻食臭，或欲吐而不出，或吐之而不尽，或恶心，或短气，或痞满，或䐜胀，或胃口作痛，或腹中痛，或心下痞塞，按之则痛，则知是饮食内伤之证。若头疼身热，恶寒拘急，恶心，中脘痞满③，或吐或呕，或痛或泻，则知是夹食伤寒也。若头疼身热，恶寒微汗，微渴，踡卧懒言，胁痛骨腿痠疼，则知是劳力伤寒也。若身热恶寒，隐隐头痛，喘咳烦闷，胸胁体痛，左脉紧盛，右脉洪滑，或寸脉沉伏者，则知是夹痰伤寒也。若头疼身热恶寒，胁痛胀满，体痛，气郁不舒，左脉紧盛，右脉沉者，则知是夹气伤寒也。若心胸胁痛，小腹有痛处不移，一般头疼身热恶寒烦渴，则知是血郁内伤外感也。大凡阳证则身热，脉大有力而足暖；阴证则身寒，脉小无力而足冷。然少阴虽有身热，六脉无力而足寒，故少阴得太阳证也。夫正其名者，盖名正则言顺，名不正则言不顺矣。伤寒有伤风、伤暑、伤湿、温病、热病、时气、寒疫、冬温、温毒、风湿、湿温、中暍等证，皆以伤寒称之。殊不知伤寒乃病之总名也，各从本条下治之。夫以伤寒言证不言病者，有明证见证之义存焉。就如妇证奸，而赃证盗与刃证杀，则病对证之义明，不得逃其情矣。且人之心肝脾肺肾藏而不见，若夫耳目口舌鼻，则露出而可见者也。五脏受病，人岂能知之？盖有诸中必形诸外，故肝病则目不能视，心病则舌不能言，脾

---

① 清便：指大便正常。清，通“圊”。圊，厕也，此处用作动词。下同。

② 标：薛贞本作“本”。

③ 满：薛贞本作“痛”。

病则口不知味，肺病则鼻不闻香臭，肾病则耳不能听声。以此言之，其证最亲切可知矣。缘太阳受病，则证见出头疼发热恶寒，一有伤之，本经之证立见矣。以此首经推之，余经不言可知，故言证不言病耳。设若脉证不明，误用麻黄，令人汗多亡阳；若误用承气，令人大便不禁；若误用姜附，令人失血发狂。寒冷耗其胃气，燥热助其邪气，辛热损其津液。庸医杀人，莫此为甚！伤寒实无定体，或入阳经气分则太阳为首，或入阴经血分则少阴为先。脉有沉浮虚实，证乃传变不常。治之之法，先分表里虚实阴阳寒热标本，此为上工。问证以知其外，察脉以知其内，全在活法，不可拘于日数，但见一二证在，便作主张，不必悉具。当如何处治？若同而异者明之，似是而非者辨之，在表者汗之散之，在里者利之下之，在上者因而越之，下陷者升而举之，从乎中者和解之，直中阴经者宜温补之。但解表不开，不可攻里，日数虽多，但见表证而脉浮者，尚宜汗之。此理不明，攻之为逆。经云：一逆尚引日，再逆促命期。表既解而里证具者，不可不攻里也。日数虽少，但见里证而脉沉实者，亦宜下之。此理不明，祸如反掌。经云：邪气未除，复加燥热，即抱薪救火也。如直中阴经真寒证，则无热恶寒，腹痛吐泻厥冷，急宜温补，切禁寒凉。此理不明，杀人甚速。经云：非徒无益而又害之。或有病在一经，有用热药者，有用寒药者。如少阴证用白虎汤、四逆散，寒药也；少阴证用四逆汤、真武汤，热药也。庸俗狐疑，讵①能真知而措手哉？呜呼！能察伤寒之正名，得伤寒之方脉，如此亲切，乃为良医。必能知寒药治少阴，乃传经热证也；热药治少阴，乃直中寒证也。伤寒以

---

① 讵（jù 具）：疑问代词，怎么。

日数言者，此大约之法，非活法也。《内经》云：人伤于①寒则为病热而无寒者，此言常而不言变也。仲景论或寒或热者，言其变也。合常与变而弗遗者，正所谓道并行而不相悖，而反相为用也。此其所以为万世之准绳欤！夫其传变者，其邪热乘虚入经则传也，若经实则不受邪而不传也。太阳乃诸阳之首，传至厥阴，厥者尽也，正气将复而邪气将解，水升火降，寒邪去而大汗解矣。若正气不复，邪无所解，阳胜阴极，则舌卷耳聋囊缩，不知人事而死矣。邪在阳经则易治，传入阴经则危殆。盖阳盛而阴微，正虚而邪实也。又有正气虚极，阴气独盛，则四肢厥冷，舌卷囊缩而死矣。此指寒证而言也。况误下内陷，汗别经坏异倾②，至害也欤？然又有妇人胎产而伤寒者，不与男子同治法，无胎产者治相同，过经不解者，但当见证施治也。

　　凡冬间正伤寒，须依此书用药看脉，无有不应。若瘟疫时证，不须论脉，但无怪脉则不妨，切不可发汗。此病定一七或二三七自然汗出身凉而愈。只须小柴胡，见热甚合解毒汤。只要扶之使正，便是医之功也。若发汗，虽汗而热不退，益重其虚。切戒切戒！

辨治伤寒传经证治脉要指法第五

　　凡察伤寒脉法，得其纲领，如拾芥耳。求之多岐，则支离破碎，如涉海问津矣。盖脉与证，理一而已。浮大动数滑为阳，沉涩弱弦微为阴。然脉理精深，今人何能到此田地？夫脉者，天真委和之气，乃荣卫之道路，实先天后天之造化。人之阴阳

---

① 于：原作"干"，据薛贞本改。
② 汗别经坏异倾：存疑。

为先天，人之气血为后天。无所穷尽，指下难明者，真言也。夸言通晓者，但能言而不能行也。予专以浮中沉三脉候而治之，察其阴阳表里虚实，如见其肺肝，然无所逃其情矣。原夫伤寒因寒邪自外入内而伤之，其入则有浅深次第，自表达里，先入皮肤肌肉，次入筋骨肠胃，以此推之不难也。且风寒初入，或先在太阳寒水之经，此经本寒标热，便有恶风恶寒头疼发热之证见矣。盖寒郁皮毛，是为表证，若在他经则无此证矣。脉若浮紧，无汗，为伤寒，当发表，得汗为解。脉若浮缓，有汗，为伤风，当实表散邪，汗止为解。若无头疼恶寒，脉又不浮，此表证罢而在中。中者何也？即半表半里之间，乃阳明少阳之分。脉不浮不沉，在乎肌肉之间，即皮肤之下。然亦有二焉：若脉微洪而长，阳明脉也，其证则目痛鼻干不眠，微恶寒，微头疼，用解肌便宜和解表里；若脉弦数，少阳经脉也，其证胸胁痛而耳聋，寒热，呕而口苦，头角微痛，如见此证此脉，便宜和解表里。盖阳明少阳二经，不从标本从乎中治，过此，邪传入里为热，脉不浮而沉。沉则按至筋骨之间而得者方是。若脉来沉实有力，外证不恶风寒，而反恶热谵语，躁热燥渴，或潮热自汗，或腹满硬痛喘急，或揭去衣被，扬手掷足，五六日不通大便，明其热入于里，肠胃燥实，宜下之，大便既通，其热自愈。若脉来沉迟无力，此为直中阴经，真寒也。其证无头疼，无身热，初病起怕寒，手足厥冷，或战慄踡卧不渴，或兼腹痛呕吐泻痢，或口吐涎沫，面如刀刮者，乃阴经自中之寒，不从阳经传入。故不在传经热证治例，更当量轻重以温之。若脉沉足冷，面赤微热，此皆夹阴伤寒也。又有脉沉足冷，面青，小腹绞痛无热者，此皆夹阴中寒也，重则舌卷囊缩。盖此二者，先因欲事劳伤，肾经虚损，复感寒邪，急宜温经散寒为当也。

其中紧要关节，吾再表而出之。太阳者阳证之表，阳明者阳证之里，少阳者二阳三阴之间，太阴少阴厥阴又居于里，总而谓之阴证。然三阴俱是沉脉，妙在指下有力无力中分，有力者为阳为实为热，无力者为阴为虚为寒，最为心妙。其三阳经证，前既已言，不再多录。若夫三阴传经热证，脉虽开明，证犹未决，重言发明。如腹满咽干属太阴，舌干口燥属少阴，烦闷满，囊拳，属厥阴，此三者俱从阳经传入阴经之热证。脉见沉实有力，但当攻里下之。如下后利不止，身疼痛，脉反无力者，又当救里温之。三阴传经热证，与三阴直中寒证，脉沉虽同，有力无力则异。证有异而治各不同，是其大法也。如其正阳明胃腑，病本风经，风蹙①气实，见潮热自汗，谵语发渴，手足乍温乍冷，脉见沉数有力，大便不通者，亦当攻里下之。乃因阳经邪热，传入胃腑而有燥屎，此指腑病，亦属里而言也。实证治之奇功，指法之玄妙，秘之不与俗人言可也。今将持脉手法，并将浮中沉三图，图下就注证治之法，使因脉以知证，缘证以明治，比此达彼，由粗入精，永为后人之宗验也。

辨持脉手法例第六

凡持脉之时，必先调平自己气息，正心诚意以诊之，不可思别事也。男先审左，女先审右。以中指先按手掌后高骨下动脉应指，乃关部也。次下前后二指，前指按寸口，阳也；后指按尺部，阴也。关为阴阳，中为关界也。若人长则疏排三指，人短则密排三指。人瘦则肌肉薄，宜轻取；人肥则肌肉厚，宜重取。一呼一吸为一息。大抵脉来一息四至为平脉，则无病也。

---

① 蹙（cù促）：急迫，急促。

六部之中，独大独小，偏迟偏速，此为病脉。凡脉来有力，即为有神，宜攻不宜守；脉来无力，即为无神，宜补不宜泻。如轻重按之应指而起，此为有力；如轻按虽应指而重按不应指起者，此为无力。浮中沉六部皆然。大则病进，小则病退，此指阳证而言；沉伏病进，迟缓病退，此指阴证而言。脉来乍大乍小，乍疏乍数，此为怪脉。汗下后，脉当安静而反躁乱身热者死。温后脉当渐出而反歇止者死，暴出者亦凶。伤寒过经，真脏脉见者死。伤寒见表证而脉伏者，有邪汗也，表解邪自除。正谓欲雨而天郁热，晴霁而天反凉。伤寒病后别无刑剋证，或昏沉冒昧，脉或伏或静者，此欲汗也，勿攻之，当生脉补元气，元气复来，一汗而凉，此重阴欲阳之义。便如久旱将雨，六合阴晦①，雨后庶物皆苏，此换阳吉兆。伤寒腹痛，脉必伏，或吐泻脱元而无脉者，随病而施，将姜汁磨木香调麝香半分，入独参汤服下，脉至者生，不至者死。伤寒之脉，阴阳俱调停，无偏胜，三部同等，脉证皆同，安之兆也。伤寒脉无单至，必曰浮而弦、浮而数、沉而紧、沉而细之类，六部皆然。浮沉之脉，轻重指而取之；迟数之脉，呼吸息数而取之。中脉者，不轻不重而取之。浮为表，表属阳。中为半表半里，属阴阳相半。迟为寒，数为热。伤寒脉来数大无力，为阳中伏阴，法当温补；浮数有力，此为纯阳，法当助阴而抑阳；浮紧有力，此为寒在表，法当发散；沉实有力，阴中伏阳，法当攻下；沉细无力，此为纯阴，法当退阴而助阳；沉数有力，此为热邪传里，法当清解邪热。如浮而迟涩，浮而软散，凡此皆虚；如浮而紧数，

---

① 六合阴晦：天气阴暗。六合指天、地、东、西、南、北。阴晦，阴暗不明。

浮而洪滑，凡此皆实。如沉而细弱，沉而迟伏，凡此皆虚；如沉而滑数，沉而实大，凡此皆实。脉虚者正气自虚，脉实者邪气自实。不实不虚自为平脉，虽困当愈。但伤寒初病，尺寸断先[1]。若过经元气虚，于关取胃气。凡此数者，脉之真玄，医之切要，得心应指，自然神效，岂有残人之生者乎？

辨论浮脉形状指法主病例第七

浮，初排指于皮肤上，轻手按之则得曰浮。此寒邪初入足太阳膀胱经，病在表之标，可发而去之。虽然，治之则有二焉：寒伤荣则无汗，法当表；风伤卫则自汗，法当实表散邪。一通一塞，不可同也。盖风则伤卫气者，气本属阳，风亦属阳，阳则从阳，故伤卫气。阳主开泄，皆令自汗，故用辛甘温之剂，则实表散邪也。其寒则伤荣血者，血本属阴，寒亦属阴，阴则从阴，故伤荣血。阴主闭藏，皆令无汗，用轻扬之剂，以发表散邪，正谓水流湿，火就燥，云从龙，风从虎，各从其类也。

浮紧有力，无汗，发热恶寒，头项痛，腰崎强，恶心拘急，体痛骨节疼，此为伤寒，邪在表，宜发汗，冬时用麻黄汤，三时[2]用芎苏散、羌活冲和汤。类伤寒证者，宜从别治。

浮缓无力，有汗恶风，发热头痛，恶心拘急，体痛，腰崎强，背骨节疼，此为伤风，邪在表，宜实表散邪，冬月用桂枝汤，三时加减冲和汤；腹痛小建中汤，痛甚桂枝大黄汤。

辨中脉形状指法主病第八

中，按至皮肤之下，肌肉之间，略重按之而得，是为半表

---

① 尺寸断先：薛贞本、嘉庆本均作"先断尺寸"。
② 三时：指夏、春、秋三季。

半里证，然亦有二焉。盖阳明少阳二经，不从标本，从乎中治也。

长而有力即微洪，此名为阳明胃经，微头疼身热，目痛或眼眶痛，鼻干不眠，无汗，用葛根解肌汤。若渴而有汗不解，或已经发汗后渴不解者，用人参白虎汤。无汗不可服此药，大忌。

弦而长多，此为少阳胆经，胸胁痛而耳聋，寒热呕而口苦目眩，心下满闷，头角微疼，用小柴胡汤本方，自有加减法。或两经合病，则脉弦而长，此汤加干葛、芍药有神效。缘胆无出入，有三禁，不可汗下吐也。止宜小柴胡解表里，再无别汤①。

论沉脉形状指法主病第九

沉，重指按至肌肉之下，筋骨之间方得者，曰沉脉，然亦有二焉。阴阳寒热在沉脉中分，无人知此，实秘诀也。夫阴阳寒热表里虚实之理，皆出乎浮中沉三字，其可不谨察乎？

沉数有力，则为阳明胃腑本病，此表解而热传入里，其恶寒头疼悉除，反见怕热燥渴，谵语狂妄，揭去衣被，扬手掷足，或潮热自汗，或喘急闷痛，五六日大便不通，轻则大柴胡汤，重则大承气汤选用，大便通而热愈矣。设有头疼，因大便不通，热气上蒸于头也，下后痛自愈。然大便不结，岂敢下乎？

沉迟无力为寒，此三阴自中真寒证，无头疼，无身热，口不渴，初病起怕寒，手足厥冷踡卧，或兼腹痛吐泻，或战栗，面如刀刮者，或吐涎沫，轻则理中汤，重则四逆汤温之。若脉

---

① 或两经合病……再无别汤：薛贞本无此句。

沉足冷，面青，小腹绞痛，此夹阴①中寒也，急用茱萸四逆汤温之。若脉沉足冷，面赤身热或躁，此盖夹阴伤寒也，急用麻黄附子细辛汤，温经散寒。夫夹阴之证，医者不识，误死者多矣。若非真得仲景心妙，焉能识此证也？医当慎之！诊脉须当分三部九候，每部必先浮诊三候，轻下指于皮肤之上，按之以候三动也；中诊三候，略重指于皮肤之下肌肉之上，候三动也；沉诊三候，重指于肌肉之下，筋骨之间，候三动也。三三而成九候，然后知病浅深表里，以为处治之标的也。

辨内外伤证治不同论第十

内伤外感，俱有寒热，医家不能明脉得证，呼作伤寒，妄施汗下吐温之法，轻变重而死者多矣。夫外伤有余者，则寒热齐作而无间。外伤恶寒，虽近烈火不除；外伤恶风，乃禁一切之风。外伤显在鼻，故鼻气不利，壅盛有力。外伤则邪气有余，发言壮厉，且先轻后重。外伤则手背热而手心不热，左手脉来紧盛，而右手平和。此是外感伤寒证也，当作正伤寒治之必矣。内伤不足者，则寒热间作而不齐。内伤恶寒，得温暖即解；内伤恶风，微恶些少诸风。内伤显在口，故口不知味而腹中不和。内伤则元气不足，出言懒怯，且先重后轻。内伤则手心热而手背不热，右手脉来空大无力，而左手寸口或微或涩。此是内伤不足之证，当用补中益气法例治之必矣。大抵有内伤而无外感者，有外感而无内伤者，以此别之，则其证判然，免致重实重虚，医杀之患也。苟或内伤外感兼病而相挟出者，则脉证必并见而难辨。若显内证多者，则是内伤重，外感轻，当以补养为

---

① 阴：原作"阳"，据薛贞本改。

先，微以解表为次；若显外证多者，则外感重而内伤轻，当以发散为先，补养为次。凡此外感夹内伤者甚多。经云：邪之所凑，其气必虚。脉来左手必紧盛，右手虽数大无力，只因劳力辛苦，内伤血气，又兼外感寒邪，其证骨腿疲疼，胁痛，微汗恶寒，身热头疼，微渴，倦卧懒言，此是劳力伤寒，必以温补元气兼发散药中求之；有下证者，宜缓下之。有痰挟外感者，左寸紧盛，右关洪滑，其证喘咳①身热，恶寒，头疼骨节痛，即是夹痰伤寒，必以痰药兼发散药中求之，后以消痰降火之剂。有食郁夹外感者，其脉左右俱紧盛有力，其证必噫气作酸，恶闻食臭，或胃口作痛，心下痞满恶心，或欲吐不吐，或吐之不尽，必身热头疼恶寒，即是夹食伤寒，必以解表药为先，后以消食药为次。其夹阴伤寒、伏阴伤寒、真阴伤寒，备开前条不录。凡此数者，医家之心妙也。

伤寒太阳脉似少阴、少阴证似太阳用药不同论第十一

盖太阳脉似少阴，少阴证似太阳，所谓相反而治有异也。深究其旨，均是脉沉发热，以其有头疼，故名太阳病。阳证，其脉当浮，今反不浮而沉者，里虚必寒，正气衰微之所致。今身体痛，故宜救里，使正气内强，逼邪出外，而用干姜、生附，亦能出汗而解。假若里不虚寒，则见脉浮而正属太阳麻黄汤证也。均是脉沉发热，以其无头疼，故名少阴病。阴证，当无热，今反热，寒邪在表，未传在里，但皮肤郁闭而为热。如在里无热，用麻黄附子细辛汤，麻黄发表间之汗，附子温少阴之经。假使寒邪在里，则外必无热，当见吐利厥逆等证，而正属少阴

---

① 咳：薛贞本与嘉庆本皆作"嗽"。

四逆汤证也。以此观之，少阴表邪浮浅，发热之反为轻；太阳正气衰微，脉沉之反为重。此四逆为剂，不为不重于麻黄附子细辛汤也。可见熟附配麻黄，发中有补；生附配干姜，补中有发。所谓太阳少阴，脉沉发热虽同，而受病有无头疼，用药有别，故并论之耳。

伤寒阴证身热面赤认作阳证误治论第十二

夫伤寒头不疼，身不热，口不渴，初起怕寒战慄，便四肢厥冷，呕吐泻利，蜷卧，小腹痛，或口吐涎沫，六脉沉细无力，此盖直中阴经真寒证，用姜附汤温之，人皆知是阴证必矣。若初起恶寒，厥冷蜷卧不渴，小腹绞痛，面唇赤色，六脉沉细，重则昏沉不省，舌卷囊缩，手足指甲皆青，四肢厥冷，过乎肘膝，心下胀满，汤药不受，入口则吐或利，六脉沉细或伏绝，此盖夹阴中寒，先用蒸脐灸关元、气海法，急用人参四逆汤，倍加茱萸、姜汁温之为当矣。至于身热面赤，足冷脉沉，此盖夹阴伤寒，正用麻黄附子细辛汤倍加人参、干姜温经散寒为当矣。若其身热面赤，足冷脉沉，如烦躁欲坐卧于泥水井中者，此阴极发躁，正用四逆汤合生脉散入辰砂、细茶、白蜜冷服为当也。若身热面赤，足冷脉沉，下利清谷，身体疼痛，此为阴利，寒证，俗呼漏底伤寒，正用四逆加人参、茯苓、白术、肉桂、肉果①、砂仁、木通、灯心、升麻少许服之为当矣。若身热面赤，足冷烦躁，揭去衣被，脉来数大无力，此盖虚阳伏阴，正用加减五积散冷服之为当矣。药服下咽，冷体既消，热性乃发，此热因寒用也。此几证中，医不识，足冷脉沉，或数大无

---

① 肉果：药名。即肉豆蔻。下同。

一八

力，中无主断，见其身热面赤，烦躁，便认作阳证，误投凉药，死者多矣。殊不知阴证不分热与不热，面赤与不赤，凭脉下药，最为切当。不拘脉之浮沉大小，但指下无力，重按全无，便是阴证。故足冷也，虽有身热，不可与凉药，服之则渴甚而急死，当用五积散温解表里之寒，随手而愈。内有虚寒，必须姜附以温之，切忌发泄。凡下手脉来虽洪大而数，按之不鼓击于指下者，即无力也。重按全无者，即空大而散，是无根之脉也。面赤戴①阳者，乃虚阳泛上，下虚故也。身微热者，里寒故也。烦躁者，阴盛故也。此盖取脉不取证也。原夫夹阴伏阴，真阴阴躁阴利等证，皆为色欲内伤，肾经虚损，复受寒邪，阴气独盛，阳气以衰，故有此证此脉。谚云：伤寒偏死下虚人。诚哉是言也。肾经真气者，人命之根也，可不谨养乎！

伤寒合并病论第十三

合病并病二证，世所难明，若非得其精专，焉能识此证也？其合病者，两阳经或三阳经齐病不传者为合病。并病者，一阳经先病未尽，又过一经而传者为并病。且如太阳阳明并病一证，若并未尽，仲景所谓太阳证不罢，面色赤，阳气怫郁②在表，不得发越，烦躁短气是也。是传未尽，尚有表证，法当汗之，麻黄汤③桂枝各半汤。若并之已尽，是为传过，仲景所谓太阳证罢，潮热手足汗出，大便硬而谵语，法当下之以承气汤。是知传则入腑，不传则不入腑，言其传变如此也。三阳互相合病，皆自下利。太阳阳明合病，主葛根汤；太阳少阳合病，主黄芩

---

① 戴：原作"载"，据薛贞本改。
② 怫郁：郁结。下同。
③ 汤：疑衍。

汤；少阳阳明合病，主承气汤。三阳合病无表证，俱可下。但三阳经合病，仲景无背恶寒语句，虽则有口燥渴，心烦，背微恶寒者，乃属太阳，而非三阳合病也。三阳若与三阴合病，即是两感，所以三阴无合并病例也。大抵伤寒二阳经合病必用二阳经药合治之，三阳经合病必用三阳经药合治之。如人参羌活汤，乃三阳经之神药；麻黄汤、神术汤，太阳经药；葛根汤、白虎汤，阳明经药；小柴胡汤，少阳经之药也。

合病，若冬月正伤寒，照此例用药；若时证，其脉多有二经三经合病者，治议小柴胡。兼内伤治，如劳力，合补中益气之类。不得过治，致生别病。先用合病药，不愈，然后如此治。

伤寒两感误治论第十四

两感者，阴阳双传也，虽为必死，然亦有可救者。虚而感之深者必死，实而感之浅者犹或可治，大羌活汤主之。盖用药先后，发表攻里，本自不同。《活人书》救里四逆汤，救表桂枝汤。殊不知仲景云太阳与少阴俱病，头疼恶寒为太阳邪盛于表，口干而烦为少阴邪盛于里；阳明与太阴俱病，身热谵语为阳明邪盛于表，不欲食腹满为太阴邪盛于里；少阳与厥阴俱病，则耳聋寒热，呕而口苦为少阳邪盛于表，烦满囊拳为厥阴邪盛于里也。三阳头疼身热，耳聋胁痛，恶寒而呕，邪在表者，已自不可下之。其三阴如腹满干呕，口渴囊缩，谵语便实，在里者可不下乎？《活人书》引下利身疼痛，虚寒救里之剂，而欲施治于烦渴、腹满、囊缩、谵语实热之症，岂不差乎？原仲景所谓发表者，葛根、麻黄是也；攻里者，调胃承气是也。《活人书》却谓救里则是四逆，救表则是桂枝。今以救为攻，岂不相背？若用四逆，是以火济火，而腹满囊缩等证，何由而除？脏腑何由而通？荣卫何由而行？故死者多矣。盖表里不可并攻，阴阳难同一治也。然用药之法，助正除邪之理，可不一定于胸中乎？

伤寒寒热二厥论第十五

阴阳二厥，治之一差，死证立判。阳厥者，先自三阳气分，因感寒邪，起于头疼发热恶寒，已后传进三阴血分，变出四体厥冷乍温，大便燥实，谵语发渴，扬手掷足，不恶寒反恶热，脉沉有力，此是传经热病谓之阳厥。阳极发厥者，即阳证似阴，外虽有厥冷，内有邪热耳。盖因大便结实失下，使血气不通，手足乍温乍冷也。如火炼金，热极金反化水；水寒极而反成冰，反能载物。厥微热亦微，四逆散；厥深热亦深，大承气。正谓亢则以害其物，承乃以制其物。倘若医人不识，疑是阴厥，复进热药，如抱薪救火矣。夫阴厥者，因三阴血分自受寒邪，其初病起无身热，无头疼，就便恶寒四肢厥冷，直至臂胫以上，过乎肘膝不温，引衣踡卧不渴，兼或腹痛吐泻，或战慄，面如刀刮，口出涎沫，脉沉迟无力，此为阴经自中寒证，不从阳经传入，谓之阴厥也。轻则理中汤，重则四逆汤温之。

伤寒统论第十六

夫伤寒三百九十七法，无出于表里虚实阴阳冷热八者而已。若能明此八者，则三百九十七法，可得一定于胸中也。何以言之？有表实表虚，有里实里虚，有表里俱实，有表里俱虚，有表寒里热，有表热里寒，有表里俱寒，有表里俱热，有阴证，有阳证，其所治各不同，要当明辨而治之也。其表实者，脉浮紧，头疼发热，恶寒体痛而无汗也，治宜发表汗之。表虚者，脉浮缓，头疼发热，恶风体痛而有汗也，治宜实表散邪。其里实者，腹中硬满或痛，大便不通，潮热谵语，妄言发渴，脉实有力，治宜下之。里虚者，腹鸣自利，呕吐，有寒有热，详见自利呕吐条下。如表里俱实者，内外皆热，脉数有力而无汗，轻用通解散，重用三黄石膏汤，通解表里也。若夫燥热饮水而脉洪数者，用人参白虎汤；大便不通者下之。半表半里之证，宜和解之。如表里俱虚者，自汗自利而或吐，内外皆虚，脉必浮细无力，宜温补之。如表寒里热者，身寒厥冷，脉滑数，口燥渴，轻则四逆散、人参白虎汤；重则承气汤下之。如里寒表热者，发热下利，身痛面赤，烦躁脉沉足冷也，治宜温补。如阳证发热，则脉洪数而有力；阴证发热，则脉沉细而无力。或阴证发热，亦有脉来大者，按之必无力而散，乃虚阳伏阴也，当明辨之。

伤寒标本论第十七

夫伤寒标本不明，如瞽①者夜行，无路可见也。然标者病之梢末，本者病之根源。先受病谓之本，次受病谓之标。标本相传，先以治其急者，此良法也。假如先起头痛恶寒就为本，已后发热乃为标，此受病之标本也。浮沉为本，虚实为标，此脉之标本也。

伤寒传足不传手经论第十八

传足不传手者，此庸俗之谬论，岂有是哉？人之充满一身，无非血气所养，昼夜循环，运行不息焉，有止行于足不行于手之理乎？况风寒中人，先入荣卫。其伤寒者，乃冬时感寒即病

---

① 瞽（gǔ谷）：盲、瞎。

之名。冬乃坎水①用事，其气严凝，水冰地冻，在时则足太阳少阴正司其令，触冒之者则二经受病。其次则足少阳厥阴，继冬而司春令亦受伤，何也？盖风木之令起于大寒节，正当十二月，至春分后方行温令，故风寒亦能伤之。足阳明太阴，中土也，与冬时无预，而亦受伤寒者，缘土无定位，无成名，无专气，寄王于四时，能始终万物，故四时寒热温凉之气，皆能伤之也。况表邪伤寒，必归于脾胃而为燥屎，宜承气下之，则胃气和矣。手之六经，主于夏秋，故不伤也；足之六经，盖受伤之方，分境界也。若言伤足不伤手则可，以为传足不传手则不可也。设或不传，气逆作喘，何经而来？仲景设有麻黄、桂枝，乃肺经药也，请试思之！又伤寒至五六日间，渐变神昏不语，或睡中独语，一二旬，目赤唇焦，口干不饮，水、稀粥与之则咽，终日不与则不思，六脉沉数而不洪，心下不痞，腹中不满，大小便如常。或至十日以来，形如醉人，医见神昏不语，多用承气下之则误矣。盖不知此热传少阴心也。然未知是何经而来？答曰：太阳伤风，风为阳邪。阳邪传卫，阴血自燥。热入膀胱，壬病逆传于丙，丙丁兄妹，由是传心，心火上而逼肺金，所以神昏也。谓肺为清虚之脏，内有火邪，宜栀子黄芩黄连汤。若热在丙，宜导赤散；热在丁，宜泻心汤。若误用凉膈散，乃气用血药也。如左手寸脉沉滑有力者则可下之，或用犀角地黄汤，近于是也。若无犀角以升麻代之，且阳明经药也，此解阳明经血中热也。若浮沉俱有力者，是丙丁中俱有热也，可用导赤泻心各半服之宜矣。此证膀胱传丙，足传手经也。又谓腑传脏也，又下传上也。丙传丁者表传里也，壬传丁者坎传离也，名曰经

① 坎水：八卦中的坎卦在五行中属水，因此也叫坎水。

传。《活人书》云：伤寒只传足经不传手经者，此言不尽之意。又从足经而传手经者，何以知之？经曰：伤寒止传一经，或间一二经，不可一途取之，但凭外证与脉参之，此活法也。与食则咽者，知邪不在胃也。不与则不思者，以其神昏故也。热邪既不在胃，误与承气下之，其死必矣，岂虚语哉！

三阴无传经论第十九

凡伤寒自三阳传进三阴，入里为尽，无所复传，故言无传经。若言再传者，足传手经也。其三阴直中真寒证，一身受邪，无分经络，亦不再传也。

治伤寒证病所察病人色法第二十

凡看伤寒，察其色为先，观其形为次。切脉审证参合，以决死生吉凶也。夫色有青黄赤黑白，隐于面部皮里；气有如乱丝乱发之状，隐于皮里也。盖五脏有五色，六经有六色，皆见于面以应五行。相生者吉，相剋者凶。滋荣者生，枯夭者死。自命宫①、印堂、年寿②、准头③、发会④、人中等处，皆有气色，其滋润而明亮者吉，暗而枯燥者凶。又当分四时生剋之理而通察之。故以伤寒五色之要者，备开览焉。

青色属木，主风主痛，乃足厥阴肝经之色见也。凡面青唇青，阴寒极也。若舌卷囊缩，急温之。如夹阴中寒，小腹绞痛面色青者，亦当温散。青如翠羽者吉，青如滋草者死。青而黑、

① 命宫：在双眉之间。
② 年寿：即鼻梁。
③ 准头：即鼻尖。
④ 发会：面部部位，具体位置待考。

青而红者相生而吉，如青而白，青而枯燥者死。若脾病见青气则难治也。

赤色属火，主热，乃手少阴心经之色见也。在伤寒见之，则有一阴三阳之分。如足太阳属水，寒则水黑，热则红也。面色缘缘①正赤者，此阳气怫郁在表，汗不彻故也，当发其汗。阳明面合赤色者，不可攻之，合则通也，谓表未解不可攻里，宜解肌合。正阳明内实恶热不恶寒，或蒸蒸发热，或日晡②潮热谵语，大便秘结，脉沉数有力面赤，此里内热，宜下之。如表里俱热，口燥舌干饮水，脉数面赤，里未实者，未可下，宜人参白虎汤和之。如少阳病半表里，脉弦数而面赤者，宜小柴胡和解。少阴病下利清谷，里寒外热，脉沉细而面赤者，四逆汤温之。此阴寒内极，逼其浮火上行于面，故发赤色，非热也，误投寒药即死。又夹阴伤寒，虚阳泛上，面色亦赤，但足冷脉沉者是也。及阴极发躁，欲坐卧泥水井中，脉沉足冷，微热面赤，虽欲饮不受，即阴证似阳也。若足冷脉沉细，虽烦躁不饮水，面赤者，即阴盛隔阳也。其伏阴脉数大无力，烦躁引饮，此虚阳上升，面色亦赤。此四者，俱当温之，误投寒药即死。再若病久虚人，午后面与颧颊赤色，此阴火上升，不可作伤寒妄治。然三阳之气，皆会于头额。上至顶巅络脑后者，属太阳；从额至鼻，下于面，属阳明；从头角下耳中前后者，属少阳。但有红气赤肿者，盖是大头伤寒。正要知此部分。凡心热则额先赤，肺热则鼻先赤，肝热则左颊赤，脾热则右颊赤，肾热则两颐③赤。若赤而青，赤而黄，相生而吉；赤而黑，则相剋而

---

① 缘缘：原作"绿绿"，据薛贞本改。

② 日晡：相当于下午3～5点。

③ 颐：面颊，腮。

凶。赤如鸡冠者生，赤如衃血者死。若命宫、印堂、年寿、准头、发会、人中等处，赤色明润者生，枯夭者死。若肺病色赤，则难治也。

黄色属土，主湿，乃足太阴脾经之色见也。凡脾胃湿热所蒸，面目身黄，小水短涩者，属湿热发黄，宜分利之。若小腹满硬而痛，面目身黄，小水自利者，属蓄血证发黄，宜下尽黑物则愈。若黄而白，黄而红者，相生而吉；黄而青，相剋而死。黄如蟹腹者生，黄如枳实者死。病欲愈者，目眦黄。长夏见黄白则吉，黄青则凶。或肾病若见黄色，则难治也。

白色属金，主气血不足，乃手太阴肺经之色见也。白如猪膏者吉，白如枯骨者死。凡命宫、印堂、年寿、准头、发会、人中等处，白而枯夭者凶，白而光润者吉。若白而黄，白而黑者，相生而吉；白而赤者，相剋而凶。凡伤寒面白为无神，因发汗过多，或脱血所致。凡面白人不宜大汗，为血少故也。若肝病见白色，则难治也。

黑色属水，主寒主痛，乃足少阴肾经之色见也。凡黑而白、黑而青者，相生则吉；黑而黄，相剋则凶。黑如乌羽者生，黑如炭煤者死。若命宫、印堂、年寿、准头、发会、人中等处，黑气枯夭者死，闪亮者生。黑气自鱼尾相牵入太阳者死，黑气自令人中入口者死，黑气自入耳目口鼻枯夭者死。凡伤寒面黑之人，不宜参、芪大补。心病见黑气，则难治也。

治伤寒证病所察病人声法第二十一

凡治伤寒，若见病人寒热交作，出言壮厉，先轻后重，此是外感阳证有余，看在经在腑，当发表攻里。若见寒热间作，语言懒怯倦卧，且先重后轻，此是内伤阴证不足，当温补元气。

若见病人身热口渴，大便不通，脉来有力，口出无伦语曰谵语，无稽妄乱曰狂言，分虚实看：身不热，口不渴，脉沉细无力，便不实自利，言语不接续者曰郑声，宜温补。若病人初起，头疼身热恶风咳嗽，鼻塞声重曰伤风，当疏风解表。声嘶者，肺有风热，宜清肺经。若见唇门生疮，声哑者曰狐惑①。若见口噤难言，手足挛搐曰风证。治法各开本条。若见卒中风，痰涎涌盛，口噤不言，或脉绝目直视遗尿者难治；声如鼻鼾者亦难治。但见病人喉中漉漉有声者，即痰也，宜吐之。

治伤寒证病所察病人形法第二十二

凡看病人身轻自能转动者易治，身重不能转动者难医。若见口渴，揭去衣被，脉来有力，手足露直，扬手掷足者，此为阳证，法当下之。若身无热，欲得衣盖，蜷卧不渴，脉沉细昏倦者曰阴寒，法当温之。若见口噤难言，于足牵引者曰风证，治在本条。若见病人叉手冒心②，因汗过多，阴虚，法当消热养心血。若见两手寻衣摸床曰撮空，虽云死证，此肝热乘于肺金，元气不能自主，神去魂乱，当明可治与不可治。若见身重足冷，蜷卧恶寒，好向壁卧，闭目不欲见光明，懒见人言，此属阴寒，法当温之。若见身如被杖，疼重如山，不能转侧，此为阴毒。若身重痛，脚手难移，小水短涩，此名风湿，治法各开本条下。若见身轻，手足和暖，开目欲见人言，此名阳证，分表里治之。若见病人身汗如油，喘而不休。形体不仁，乍静乍乱，脉浮而洪，此为命绝。若见病人头重视身，此名天柱骨

---

① 狐惑：病名。因湿热毒邪入内，或感染虫毒，伤及气血所致。症见目赤眦黑、口腔咽喉及前后阴腐蚀溃疡等。下同。

② 叉手冒心：两手交叉覆按心胸。

倒而元气败矣。若见皮肤润泽者生，枯燥者死。形如枯骨脉脱者死，屁臭者死，大肉脱败者死，形瘦脉大胸中气多者死，形盛脉细短气不足以息者危也。

治伤寒证病所察病人鼻法第二十三

凡见病人鼻头色青，腹中痛若冷者死。微黑者有水气，黄者小便难，白者属气虚，赤者属肝热，鲜明有留饮，鼻孔干燥者必衄血。鼻燥如烟煤，属阳毒热极；鼻孔冷滑而黑，属阴毒冷极。鼻燥，息如鼾睡，属风温；鼻塞浊涕者，属风热。鼻流清涕者，属肺寒；鼻孔癖①胀者，属肺热有风，乃肺绝而不治；鼻衄者分点②滴成流而治之也。

治伤寒证病所察病人口唇齿牙法第二十四

凡见病人口唇焦干为脾热。焦而红者吉，焦而黑者凶。唇口俱肿赤者是热极，唇口俱青黑者是寒极。口苦者是胆热，口甜者是脾热，口燥咽干者是肾热，舌干口燥者是心热。口噤咬牙者是风痉③。唇口生④疮声哑者是狐惑。齿燥无津液是阳明热极，前板齿燥脉虚者是中暑。唇口舌胎断纹者难治，齿如热齿者难治。唇口燥裂是脾热。若唇青舌卷，唇吻⑤反青，环口黧黑，口张直气，口如鱼口，唇口颤摇不止，气出不返者，死证也。

---

① 癖：薛贞本作"痔"。嘉庆本作"煽"。

② 点：原脱，据薛贞本补。

③ 痉：因筋脉失养而致项背强急，口噤，四肢抽搐，角弓反张等。下同。

④ 口生：原作"生口"，据薛贞本改。

⑤ 吻：指嘴唇。《华严经音义》曰："吻，唇两角头边也。"

伤寒证病所察病人耳法第二十五

若见病人耳聋胁痛，寒热，呕而口苦，属少阳，宜和解。冬病耳聋属气虚，得元气复实，耳自聪也。耳聋耳肿耳痛，皆属少阳风热。耳黑枯燥曰肾惫。若见舌卷、唇青、囊缩、耳聋者难治。原伤寒温热病耳聋者，此乃为常例也。

伤寒证病所察病人目法第二十六

凡治伤寒，先观两目。若见目赤唇焦舌黑，属阳毒，脉洪数有力，大便实，大渴谵语者，法当下之；设或大便如常，脉浮洪者，三黄石膏汤主之。若见目黄者，如小便短涩，发渴恶热，熏黄色暗者，属湿热发黄，法当分利阴阳。兼或小腹胀满不痛，燥渴，大便不通者，重则茵陈汤，轻则五苓散利之。小便清白，其黄自退。若见小水自利，大便黑，小腹满硬而痛，目黄者，属蓄血发黄，宜桃仁承气，下尽黑物则愈，其黄自退。二证身目俱黄者，用姜柤①擦法甚良，开在发黄条下。大抵发黄色明者专主热也，暗者主湿热相兼。如痓病则目发赤。如衄血目瞑，白睛黄者必发黄。如身冷无热，不渴，脉沉细而黄者，属阴黄，法当温之。两眦黄者，病欲愈也。开目见人属阳，闭目不见人属阴。若睛自明能识见者可治；若睛昏不识人，或目上视，或眼小目瞪直视，或目邪视，或目睛正圆，或戴眼反折②，或眼胞陷下，皆死证也。若见病人目睛微定，暂时稍转动者，属痰眼也，宜吐痰出。其眼珠自然流动光明也。凡见目

---

① 柤（zhā扎）：通"渣"，渣滓。下同。

② 戴眼反折：戴眼指病人眼睛上视，不能转动；反折就是角弓反张，脊椎强直。

中不了了者，睛不和不明白，谓见一半不见一半是也，此因邪热结实于内，上蒸于目，但大便得通，目自明活也。

治伤寒症病，须先观病人两目，次看口舌，已后以两手按其心胸至小腹有无痛处，再复问其大小便通与不通，渴与不渴，服过何药，或久或新，察其病之端的，脉证相同，方可以言吉凶，庶得用药无差。此数件看法，最为紧关切要，医家之心法也。

伤寒证病所察病人舌法第二十七

凡看口舌有无胎，状湿滑者吉，燥涩者凶。舌上白胎者，胸中有寒，丹田有热，故胎白而滑，未入乎腑，邪在半表半里间，法当和解。舌上黄胎者必燥渴，胃腑有邪，法当下之。舌上黑胎燥生芒刺者，必燥渴，亢极则难治也，法当下之。若不燥渴，身不热，舌上黑胎而滑者，属阴寒，法当急温。若舌卷焦黑而燥者，阳毒热极，亦当下之。若舌青而胎滑，无热不渴者，阴毒寒极，亦当温之。凡看舌鲜红者吉，青黑者凶；青而紫者为阴寒，赤而紫者为阳热；黑者乃水剋火，故难治。舌乃心之苗，红色应南方火，本色见，故吉。凡见黑者，属北方壬癸，肾水来剋心火也。但见舌硬、舌肿、舌卷、舌短、舌强、囊缩者，必难治也，间有可生。如舌短缩，语言不清，神气昏乱，脉脱者死。阴阳易，舌出数寸者死。其夏热病，舌上黑胎燥渴者可治。乃时火与邪火，内外合而炎烧，故舌上易生胎刺，不在必死之例。若黑胎刮不去，易生刺，裂者，必死无医。冬月黑胎者，实难治之。此不传之心妙也。

治伤寒证病所按病人心胸有无痛处法第二十八

以手按病人心胸有无痛处，若按当心下痛，手不可近，燥渴谵语，大便实，脉沉有力，为结胸证，量病轻重，轻则用小陷胸汤加枳、桔下之，重则大陷胸汤下之。量元气虚弱，宜从缓治。如不渴身无热，脉沉无力，为寒结胸，宜理中汤温散之。若口渴有热，欲水多而心胸停饮不散，有声作痛者，为水结胸，宜四苓散合小半夏汤渗利消之。若咳喘发渴，喉中漉漉有声，胸胁满痛，为痰结胸，用加减二陈汤消之。俱用炒姜粗揉熨法。若心胸虽满闷不痛，是痞满也，乃表邪填于胸中，只消小柴胡加枳壳、桔梗以治其闷；如未效，本方对小陷胸汤一服最神速，世俗皆所未识。若按当心下胀满不痛者，宜泻心汤加枳、桔，是治痞满也。亦用姜滓揉熨法甚良。按小腹有无痛处，若小腹痛而小水自利，大便黑兼或身黄，谵语燥渴而脉沉实者，为蓄血，宜桃仁承气下尽黑物而愈。按小腹虽胀满不硬痛，小水不利，即溺涩也，以五苓散利之。不可大利，恐伤耗津液而反燥渴。如按而小腹绕脐硬痛，渴而小水赤，谵妄，大便不通，有燥屎也。伤寒结胸痞满，今医不分曾下与未下，便呼为结胸，便与枳桔汤，反成真结胸者有之。殊不知乃因下早而成满硬痛者为结胸，未经下者非结胸也。虽满闷不硬痛者为痞气，乃表邪传至胸中，未入于腑，证虽满闷尚为在表，证属少阳部分，治法开结胸痞满条下，宜从缓治，不宜峻利。上焦乃清道，主至高之气分，若过下之则伤元气也。原太阳证无汗，此寒伤荣血，当服发汗药为当。医者不达而反下之，荣血重伤而成痞满。太阳证自汗，此风伤卫气，当服实表散邪药为当。医者不达而反下之，卫气重伤而成结胸，盖言荣卫阴阳也。若言寒热阴阳证者，则误之甚矣。治法亦录后条。

治伤寒证病所问病人大小便通利法第二十九

问得病人，大便不通，但元气壮实，热极渴甚，谵妄，不候他证，急宜下之无疑。若病稍久，元气虚弱，大便不通者，宜蜜煎导法通之。若或绕脐硬痛，或渴甚喘急，或下利纯清水，心下硬痛者，此皆有燥屎结实于内，俱当急下。如其下后利不止，身疼痛踡卧沉重，脉反沉迟无力，又当四逆汤加参、术救里温之，此权变之法。若病人大便自利，不渴无热，或下利清谷，身疼痛倦卧，脉来沉细无力或伏绝，手足厥冷，急宜四逆汤加参、术、姜、桂、升麻、肉果以温补之。若阳证协热下利者，又宜小柴胡汤合四苓散清之。治法录于后条。若病人小便不通，口渴或小便赤色难通者，乃热结膀胱。其人如狂者，俱用五苓散加减利之，外用熏法。不可过用利药，恐耗伤津液而反燥渴也。若不当利而反利之，恐引邪热入膀胱而致如狂病也。

治伤寒证病所问其渴与不渴法第三十

问得病人，若大渴谵妄，揭去衣被，扬手掷足，舌生胎刺，脉来有力，大便不通者，急宜下之。若大便如常，小水赤涩，壮热口渴，脉洪数，与汗后大渴脉洪数者，用人参白虎汤，俱加干姜、天花粉、麦冬、竹叶治之。若身热躁渴，呕而口苦，胁痛，脉来弦数者，用小柴胡加干姜、天花粉治之。若病人面赤，脉数大无力，或沉细足冷，或躁渴不饮水，虽饮水反不纳者，此阴极发躁，又当四逆汤加麦门冬、人参、五味，调辰砂末入蜜以温之，不可用寒凉之剂。若误用之，则渴甚躁急而死。若非深得仲景之妙，岂能至此？如见病人口不渴者，知其热邪未传于里，里无病也。若病人渴欲饮水，便知热邪传里也。因内水消竭，欲得外水自救，大渴欲饮一升，止可一碗。宜少少与之，可令不足，不可令太过。若恣饮过量，使水停积心下，则为水结胸等证矣。射于肺为喘为咳，留于胃为噎为哕，涩于皮肤为肿，畜于下焦为癃，渗于肠间则为利下，皆饮水之多过也。不可不与，不可强与。经云：若还不与，非其治。为其津液枯竭，无由作汗，必加喘渴而死。强饮须教别病生，为其成水结胸、哕、呕、利、肿、喘咳、癃闭等证。大抵病人饮水后，用手按揉心胸胁下，免致停蓄为前患也。如燥渴欲饮，食①生冷，宜用梨子、西瓜、甘蔗、白蜜食之；如泻利，则不可食也。

治伤寒诸禁忌法第三十一

凡见伤寒吐蛔者，虽有大热，忌用凉剂，犯之必死。盖胸中有寒则蛔上膈，大凶之兆，人皆未知。先当温剂以定蛔，后用凉剂以退热，开吐蛔条下。

凡治伤寒若经十余日以上，尚有表证当汗者，宜羌活冲和汤微汗之。十余日有里证宜下者，当大柴胡微下之。盖伤寒过经，正气多虚，恐麻黄承气太峻。若误用麻黄令人汗多亡阳，误用承气令人大便不禁，故有此戒。若表证未除，里证又急，不得不下者，只得以大柴胡汤，通表里而缓下之。又老弱及血气两虚之人，有下证者，亦宜微下之，或蜜导法，不伤元气。如元气壮燥实，不在禁例，随病制宜。

凡见伤寒，尺脉弱而无力，切禁汗下；寸脉弱而无力，切忌发吐。宜用小柴胡和之。

凡治伤寒，若汗下后，不可用参、芪大补之剂，宜小柴胡和之。若用大补，使邪气得补而热愈盛，变生他证矣。所谓治伤寒无补法也。如曾汗下后果是虚弱之甚，脉见无力，方用人参三白汤加柴、芪甘温补之。其劳力内伤，不在禁补之例，看

---

① 食：原作"白"，据薛贞本改。

消息用之也。

足太阳经见证治例第三十二

夫足太阳膀胱经，乃诸阳之首，主气，为四通八达之衢，故多传变，受病为先。其经起于目内眦睛明穴，从头下后项连风府，行身之背，络于足小指至阴穴也。其证有头项痛，腰嵴强，恶心拘急，体痛骨节疼，发热恶寒，此是太阳经表证标病。若有一毫头疼身热恶寒，不拘日数多少，便宜发散，自然热退身凉，有何变证？要在脉静为不传，脉躁盛为传也。治之一差，变证百出。若或发热烦渴，小便不利者，此是足太阳传本病，宜利小便。若小便自利如常者，不可利之。若利之则引热入里为热结膀胱，其人如狂等证。又不可下，下之使表邪乘虚传里，则为痞满结胸，协热利不止等证。如当发汗，不可太过，过则为亡阳，肉瞤筋惕等证。故有汗不得服麻黄，无汗不得服桂枝；有汗不可再发汗，汗多不得利小便也。

辨脉：浮紧有力是伤寒，浮缓无力是伤风。脉浮烦渴，小便不利，是热结膀胱，是传本经，宜利小便。尺寸俱浮者，太阳受病也。

辨证：自汗因表虚，乃风伤卫气，是标病，宜实表散邪。无汗因表实，乃寒伤荣血，是标病，宜发汗。身热烦渴，小便不利，因热结膀胱，是传本病，宜利小便。

用药：冬月正伤寒，无汗用麻黄汤，伤风自汗用桂枝汤。三时无汗用芎苏散、冲和汤、正气散选用，三时有汗用加减冲和汤、羌活散。热结膀胱用五苓散。

足阳明经见证治例第三十三

足阳明胃经，乃两阳合病于前，腑居中土，万物所归。其经起于鼻頞①，络于目，循于面，行身之前，终于足大指次指也。其证目痛鼻干不眠，头额痛，身微热恶寒，此是阳明经之标病。不拘日数多少，便宜解肌。若身热，烦渴欲饮水，汗出恶热者，此阳明经本病也，当清解邪热。若潮热自汗，谵语发渴，不恶寒反恶热，揭去衣被，扬手掷足，或发斑黄狂乱，大便燥实不通，或手足乍冷乍温，腹满硬痛喘急，此是正阳明胃腑本实病也，宜急以调胃承气汤下之。凡自汗不宜利小便，利之则津液枯竭也。

辨脉：微洪热在经，洪数热在腑，沉数热在里，尺寸俱长者，阳明受病也。

辨证：身热目痛鼻干不眠者，是标病，宜解肌。身热烦渴欲饮汗出恶热者，是本病，宜清解邪热。潮热，自汗谵语，发渴或发斑黄，狂乱，大便不通，恶热者，是本实病，宜急下。若元气本虚弱者，宜蜜导法。

用药：解肌用葛根汤；清解邪热用白虎汤；急下用调胃承气汤。

足少阳经见证治例第三十四

足少阳胆经，前有阳明，后有太阳，两阳交中，名曰少阳，主半表半里，缘胆无出入。其脉起于目锐眦瞳子髎上，上头角络耳中，循胸胁行身之侧，终于足小指次指窍阴穴也。其证头角疼而目眩，胸胁痛而耳聋，寒热呕而口苦，胸满而或心下痞闷，此是少阳经半表半里证，本经不从标本，从乎中治。有三禁：不可吐，不可汗，不可下利小便也。只宜和解表里，随手

---

① 鼻頞（è 饿）：鼻梁。张景岳："頞，音遏，鼻梁。"

而愈。

凡头角疼，耳中痛，耳边肿，耳中洪洪而鸣，耳中上下肿痛，或胁满痛，皆是少阳部分邪火为之。若口苦，少阳胆热也；胁下肿痛者，少阳邪结也。治之得法，有何坏证？常须识此，宜详审之！

辨脉：脉见弦数，本经病也。

辨证：头角痛而目眩，胸胁痛而耳聋，寒热呕而口苦心下满闷者，即是半表半里证，不从标本，从乎中治。

用药：本经证俱用小柴胡汤，随证加减，再无别汤。

足太阴经见证治例第三十五

足太阴脾经，乃三阴之首，名曰太阴，中宫坤土。其脉始于足大指隐白穴，上行至腹，络于咽，连舌本，循身之前也。其证身热腹满，咽干，手足温，或自利不渴，此是阳经热邪，传入太阴标病，宜柴胡桂枝汤。不热若腹满痛燥渴，身目黄，茵陈汤。小便赤，大便燥实不通，亦是阳经热邪，传入太阴本病，宜桂枝大黄汤下之。若初病起，身不热，口不渴，头不疼，就便怕寒，中脘腹满痛，或吐泻手足冷，小便清白，或呕哕，此是本经直中寒邪本病，宜理中汤温之。若初病起无热不渴，止有胸膈腹胀满闷，面唇皆无光泽，或呕而胸腹急痛，手足冷，自觉不舒快，少情绪，其脉沉细，此证不因嗜欲，皆因生冷之物伤于脾胃，故为内伤寒也，治宜治中汤，温散。内有寒热两端，不可混治，用在得宜。

辨脉：沉缓热在经，沉实热在腑，沉细寒在脏，尺寸俱沉者太阴受病也。

辨证：身热腹满，咽干手足温者，是传经热证标病，宜平热。若腹满痛燥渴，大便不通，或身目黄者，是传腑热证本病，宜下之。若逆冷腹痛吐泻者，是中脏寒证本病，宜温之。若生冷内伤寒证，宜温散。

用药：平热用柴胡桂枝汤，若下之用桂枝大黄汤，若身目黄用茵陈汤，若温之用理中汤，温散用治中汤。

足少阴经见证治例第三十六

足少阴肾经，乃人之根蒂也。三阴交中，名曰少阴。其经始于足心涌泉穴，上行贯脊循喉，络舌本，下注心胸，行身之前也。其证引衣踡卧而恶寒，或舌干口燥，谵语发渴，大便不通，此因阳经热邪，传入少阴本病，宜急下之。若初起身热，面赤足冷，脉沉，此是本经自受夹阴伤寒，标与本病也，宜麻黄附子细辛温经散寒。若加烦躁，欲坐卧于泥水井中，虽欲饮而不受，面赤脉沉足冷，此是阴极发躁本病，宜四逆合生脉散，退阴回阳温补。若身热面赤足冷，烦躁欲饮，揭去衣被，脉数大无力，此是虚阳伏阴，标与本病，宜温解表里。若初病起，头不疼，口不渴，身不热，就便怕寒，厥冷踡卧，或脐腹痛而吐泻，或战慄面如刀刮，此是本经直中寒邪本病，宜四逆汤急温之。若无热恶寒，面色青，小腹绞痛，足冷脉沉，踡卧不渴或吐利，甚则舌卷囊缩，昏沉不省，手足指甲皆青，冷过肘膝，心下胀满，服药不受，此乃夹阴中寒本病，宜人参四逆汤温补之。其前少阴有身热者，是未离于表也。六经之中，惟此一经难辨。大要以口燥渴，脉沉实有力，或大便不通者，知其热；脉沉而迟，知其寒。至阴经则难拘定法，或可温而或可下，因分直中传经。此法发前人之所未发也。

辨脉：沉实有力，热在脏；沉细无力，寒在脏；数大无力，是虚阳伏阴；其夹阴伤寒、夹阴中寒、阴极发躁，脉皆沉也。尺寸俱微沉者，少阴受病也。

辨证：引衣踡卧而恶寒，或舌干口燥，大便不通者，是传经热证本病，宜急①下。四肢厥冷，脐腹痛泻利者，是直中寒证，宜急温之。伏阴是标与本病，宜温解表里。夹阴伤寒是标与本病，宜温经散寒。夹阴中寒是本病，宜温补。阴极发躁证是本病，宜退阴回阳，宜急下之，大承气汤；急温，四逆汤。温解表里，加减五积散。温经散寒，麻黄附子细辛汤。温补，人参四逆汤加茱萸。退阴回阳，用四逆合生脉散。

足厥阴经见证治例第三十七

足厥阴肝经，三阴交尽，名曰厥阴，乃六经之尾。凡伤寒至厥阴，病势②已极。其经始于足大指大敦穴，上环阴器，抵小腹，循胁③上口唇，与督脉会于项巅，行身前之侧也。其证烦满囊拳，消渴，舌卷谵妄，大便不通，手足乍温乍冷，此是阳经热邪传入厥阴本病，宜大承气急下之。若发热恶寒似疟状，此是热邪在经，标病，宜柴胡桂枝麻黄各半汤和缓。若不呕，清便，病自愈。若初病起身不热，口不渴，头不疼，就便怕寒，四肢厥冷，或小腹至阴疼痛，或吐泻体痛，呕哕涎沫，甚则手足指甲面唇皆青，冷过肘膝不温，舌卷囊缩，此是本经直中真寒，本病，宜茱萸四逆汤急温之。本经有寒热，临病制宜，不可执一法也。

辨脉：沉实有力，热在脏；微细无力或伏绝，寒在脏；浮

---

① 急：原作"应"，据薛贞本改。
② 病势：原脱，据薛贞本补。
③ 腹循胁：原脱，据薛贞本补。

缓热在经；微浮微缓病自愈。尺寸俱微缓者，厥阴受病也。

辨证：烦满囊拳消渴，舌卷谵妄，大便不通，是传经热证，本病，宜急下。四肢厥冷，或小腹至阴疼痛，或吐泻体痛，呕哕涎沫者，甚则手足指甲面唇皆青，冷过肘膝，舌卷囊缩，是直中真寒证，本病，宜急温。发热恶寒似疟状，是传经热证表病，宜和缓。如不呕，清便，病自愈。用药急下，大承气汤。急温，茱萸四逆汤。和缓，柴胡、桂枝麻黄各半汤。

辨伤寒凭证不凭脉、凭脉不凭证第三十八

人之脉道，乃气血之会，脏腑经络，寒热虚实，俱现于此，察脉对证，理所必然。然伤寒则有证脉不相符者，医人至此，执脉执证，竞竞纷纷矣。岂知仲景有凭证不凭脉，凭脉不凭证之说乎？余特表而出之，以示学者。如经曰：脉浮大，心下鞕，有热，属脏者攻之，不令发汗。此又非表邪可汗之法也。如脉促为阳盛，若下利，喘而汗出，用葛根黄芩黄连汤。若厥冷脉促则为虚脱，非灸非温不可。此又非阳盛之脉也。如阳明脉迟不恶寒，身体濈濈然汗出①，则用大承气。此又非诸迟为寒之脉法也。但不恶寒三字为主。经云：桂枝下咽，阳盛则毙。此定法也。如谵语而恶寒，必用桂枝先解之，已而下之，但看有表无表为辨耳。少阴病始得之，反发热，脉沉，宜麻黄细辛附子汤微汗之。此又非脉沉在里之脉法也。此仲景凭证不凭脉之治法也。如经所谓结胸证应下之，其脉浮者不可下。此又非发热七八日，虽脉浮数者可下之证也。谵语发潮热，脉滑而疾者，

① 濈（jí 及）濈然汗出：汗出连绵不断的意思，是阳明病的标志性症状之一。下同。

小承气汤，因与一升，明日不大便，脉反微涩者，不可与承气汤。此又非汤入腹中转失气①者，乃可攻之之证也。仲景云：若不转失气者，不可与承气也。发热恶寒脉微弱尺脉迟者，俱不可汗。此又非在表宜汗之证也。此仲景凭脉不凭证之治法也。

辨伤寒见风脉、伤风见寒脉论第三十九

伤风脉当浮缓而反浮紧者，其证热盛而烦，手足自温，此伤风得寒脉也，宜羌活神术汤；内有热而渴者，五味羌活汤；天寒有汗，用神术汤加桂枝、芍药。若夫②伤寒脉当浮紧而反浮缓者，其证不烦，少热，四肢厥冷，此伤寒得风脉也，宜人参羌活汤；热多无汗者，十味芎苏散加人参。大抵脉来浮缓，盖元气虚也，冲和汤加人参在内。

察内外伤口传心受脉法第四十

夫内外伤证，与伤寒相似甚多，而脉本有以异也。今之庸医，罔知其源，惟图己利，竟不按脉察病，一概呼为伤寒，妄施汗下吐温之法，以致虚者愈虚，实者愈实，医杀之也。深可悲夫！今遂将脉法心要，备开于后云：

左手脉来紧盛，即是伤寒外感，右手平和。

右手脉来紧盛，即是饮食内伤，左手平和。

左右手脉俱紧盛，即是夹食伤寒，此为饮食内伤外感。

左手脉来空大，右手脉来紧盛，即是劳力伤寒，亦为内伤外感。

---

① 失气：当为矢气。下同。
② 夫：原作"天"，据薛贞本改。

左右手脉来沉细或沉伏，面色青，手足冷，小腹绞痛，甚则吐利舌卷囊缩者，即是夹阴中寒，此是真阴证。

左右手脉来沉细，身热面赤足冷，即是夹阴伤寒，此为色欲内伤外感。若加烦躁欲饮，面赤足冷脉沉，或兼吐利者，此是阴极发躁。

左右手脉来数大无力，若身热足冷燥渴，此为虚阳伏阴。

左手脉来紧盛，右手脉来洪滑，或寸脉沉伏，一般身热恶寒，隐隐头痛，喘咳烦闷，胸胁体痛，此是夹痰伤寒。

左手脉紧盛，右手脉沉，一般身热恶寒，胁痛胀满，头疼体痛，气郁不舒，此是夹气伤寒。

左手脉紧涩，右手脉沉数，若心胸胁下小腹，有痛处不移，一般身热恶寒头疼烦渴，此是血郁内伤外感。

辨伤寒急温急下论第四十一

急下急温者，病势危笃，将有变也，非若常病可缓。如少阴口燥舌干而渴，因邪热内消肾水，津液干枯，故当急下以救肾家将绝之水。少阴自利纯清水，心下硬痛，口燥渴者，急下之。少阴腹胀满硬，或绕脐硬痛，不大便，土胜水也，急下之。阳明汗多热甚，恐胃汁①干，急下以存津液。阳明腹满痛为土实，急下之。热病目不明，热不止者多死。目睛不明，肾水已竭，不能照物，则危甚矣，急下之。六者俱大承气汤。少阴急温有二证：内寒已甚，阳和之气欲绝，急温之；少阴膈上有寒饮，干呕不可吐者，急温之，用四逆汤。此急救之功也。

---

① 胃汁：指胃阴。

辨伤寒脉浮可下脉沉可汗第四十二

夫脉浮当汗，脉沉当下，固其宜也。然其脉虽浮，亦有可下者，谓邪热入腑为大便难也。假若大便不难，岂敢下乎？脉虽沉而亦有可汗者，谓少阴病为身有热也。假若身不热，岂敢汗乎？此正所谓取证不取脉也。

辨伤寒可发汗第四十三

凡头项体痛者，或腰痛背强者，或身痛拘急者，或洒洒恶寒者，或翕翕发热①者，及尺寸脉浮紧者与脉浮数者，或病人烦热不解者，悉皆汗之。已上皆属表证而得表脉，无汗者即宜发汗。若汗后不解，表证尚在，再宜汗之。如表证已解，其热不退者，此是传经也，宜从别治。

辨伤寒不可汗第四十四

凡口燥舌干者，或口苦咽干者，或咽喉痛者，或吐衄下血者，或淋尽者，或小便淋沥者，或大便泻利者，或内伤劳倦者，或尺脉微弱者，或房劳阴虚者，或梦遗泄精者，或动气者，或风温、湿温、中暑者，或疮痛者，或妇人经水适②来适断者，或气血两虚者，或脉微细者，或新产血虚者，悉皆不可发其汗也。

---

① 翕（xī 西）翕发热：指表热不甚，如羽毛之拂，称为翕翕发热。翕，鸟类躯部背面和两翼表面的总称。

② 适：刚巧，恰好。下同。

辨伤寒可下第四十五

凡蒸蒸发热，大便不通者；或潮热自汗，谵语烦渴，大便不通者；或潮热腹痛者；或潮热腹胀硬满者；或潮热谵语者；或阳明自汗多，胃中必燥，大便必硬而谵语者；或能食不大便者；或谵语脉滑而疾者，或潮热手足濈濈然汗出，大便难者；或五六日不大便，绕脐腹硬痛，烦燥，发作有时者，此有燥屎也。或目中不了了，睛不和，大便不通者；或病人小便不利，乍难乍易，微热喘满不卧，亦有燥屎者；或吐后腹胀满不减者；或下利脉滑而数者，此有宿食也。或下利，脉三部皆平，甚则心下硬痛者；或腹中满痛者；或胸痛者；或内实燥满，及发斑黄，狂乱，扬手掷足，揭去衣被，不大便者；或汗吐下后微烦，小便数，大便难者；或转屎气者；或发热大渴，不大便者；或小腹硬满而痛，小水自利，大便黑，此有蓄血者；或潮热不解，脉沉数，大便难者。悉皆可下之也。大抵一切下证，要知舌干口中燥渴，大便不通，及脉沉实、沉数、沉疾、沉滑有力者，方可下之。再以手按脐腹，胸胁硬满而痛，手不可近者，急下之无疑也。如下不尽，亦宜再下之。若下后腹中虚软，脉无力者，此为虚也，以参胡三白汤加当归身和之。若下后发热，潮热往来，寒热不解者，宜小柴胡加减和之。若烦热不得眠者，温胆汤加竹叶、石膏主之。如下后利不止，或身体疼痛脉无力者，又当温补之。此家传之活法也。

辨伤寒不可下第四十六

脉沉有表证者，不可下。及恶风恶寒者；或头项腰背强痛拘急者；或手足逆冷不温者；或尺脉弱者；或六脉虚细者；或呕吐者；或腹中时满时减者；或不转屎气者；或腹胀可揉可按者；或脐之左右有动气者；或腹如雷鸣者；或阳明面冷赤色者；或咽中闭塞者；或血虚气虚者；或内伤劳役者；或阴虚劳倦者；或经水适来适断者；或胎前崩漏者；或小便清白者；或夹阴面赤者；或心下硬者；或脉虽大而无力者，悉皆不可下之也。

辨伤寒可吐第四十七

凡病在膈上者；及脉大胸满多痰者；或食在胃口脉滑者；或胸满，郁郁微烦者；或胸中懊恼①者；或胸中郁郁，痛不能食，欲使人按之而反涎沫者；或下利日数行，寸口脉滑者，吐之，利自止也；或病人手足厥冷，脉乍结，以寒气在胸中，则心下满而烦，欲食不能食者；或伤寒三四日，邪在胸中者；寸口脉沉伏或浮滑有痰者；或喉中有痰声者；或干霍乱，心腹刺痛欲死者；或中风寒痰涎壅塞者，悉皆可吐。正所谓在上者，因而越之也。

辨伤寒不可吐第四十八

凡病人元气虚羸，及老弱血气两虚，或房劳阴虚，或劳倦内伤，或妇人胎产崩漏，或脉虚细无力，或经水适来适断②者，悉皆不可吐之也。

辨伤寒可温第四十九

凡中寒者，及直中阴经者；或无热恶寒者；或口出涎沫者；

---

① 懊恼：烦闷不可名状，下同。
② 适断：原脱，据薛贞本补。

或脉虚细无力者，或脉沉迟者；或腹痛泄泻者；或战慄踡卧，面如刀割者；或四肢逆冷者；或膈上有寒干呕者①；或呕吐不止者；或面戴阳②者；或夹阴中寒，面唇青者；或下后利不止，清谷不化，脉弱者；或阴证舌卷囊缩，手足厥冷者；或胃寒咳逆者；或清谷泻利不止者。其要在乎脉来沉细、沉迟或伏绝者，悉皆当温之无疑矣。

辨伤寒不可温第五十

凡口燥咽干，及舌燥而渴者；或身热小便赤者；或揭去衣被、扬手掷足者；或喜饮冷者；或大便实者；或身发斑黄，狂乱者；或妄语潮热者；或面赤，大便实，烦躁谵语者；或身热，脉来有力者；或小水短赤者。要在知其脉来沉实、沉数、沉滑、洪大有力者，悉皆不可温之也。

用药寒温相得第五十一

夫发表之药用温，攻里之药用寒，温里之药用热者，各有所宜也。盖表既有邪，则为阳虚阴盛，温之乃以助阳，阳有助则阳长，而阴邪所由以消，故用辛甘发散之以为阳也，此指表药用温者而言之也。里既有邪，则为阴虚阳盛，寒之乃以助阴而抑阳，阳受其抑则微，而真阴所由以长，故用酸苦涌泄之以为阴也，此指里药用寒者而言之也。至于阴经直受寒邪则为脏病，主阳不足而阴有余，故用辛热之剂以温之，

---

① 膈上有寒干呕者：薛贞本作"膈上有寒者或吐或干呕着"。嘉庆本作"膈上有痰或干呕者"。

② 戴阳：病证名。因阴盛阳衰，虚阳浮越于上。症见重病后期出现面红颧赤，兼见下利完谷、手足厥冷、里寒外热、脉微欲绝等症。下同。

所以助阳而抑阴也，则阴消阳长，此则指言温里之药亦明矣。若表有邪而不汗之，其邪何从而解？里有邪而不下之，其邪何从而出？脏有邪而不温之，其寒何从而除？以此三者，故用药有温凉寒热之别。其于热药寒服，寒药热服，中和之剂温而服之。此则寒因热用，热因寒用，不寒不热，温而用之之义也。且药之相得也，如麻黄得桂枝则能发汗，苏叶得葱白、豆豉亦能发汗；芍药得桂枝则能止汗，黄芪得白术则能止虚汗；防风得羌活则治诸风，苍术得羌活则止身痛；柴胡得黄芩则寒，附子得干姜则热；羌活得川芎止头疼，川芎得天麻止头眩；干葛得天花粉则止渴，石膏得知母亦止渴；香薷得扁豆则消暑，黄芩得连翘则消毒；桑皮得苏子则定喘，杏仁得五味则止嗽；丁香得柿蒂、干姜则止呃，干姜得半夏则止呕；半夏得姜汁则回痰，贝母得瓜蒌则开结痰；竹沥得姜汁则行经络，桔梗得升麻则开提气血；枳实得黄连则消心下痞，枳壳得桔梗能使胸中宽；知柏得山栀则降火，豆豉得山栀治懊侬；神砂得枣肉安神，白术得黄芩则安胎；陈皮得白术则补脾，人参得麦冬、五味则生脉；苍术得香附开郁结，厚朴得腹皮开膨胀；草果得山楂消肉积，神曲得麦芽能消食；乌梅得干葛则消酒，砂仁得枳壳则宽中；木香得姜汁则散气，乌药得香附则顺气；白芍得甘草则治腹痛，茱萸得良姜亦止腹痛；乳香得没药大止诸疼，芥子得青皮则治胁痛；参芪得附子则补阳，知柏得当归则补阴；当归得生地则生血，姜汁磨京墨则止血；红花得当归则活血，归尾得桃仁则破血；大黄得芒硝则润下，皂荚得麝香则通窍；诃子得肉果则止泻利，木香得槟榔则止后重；泽泻得猪苓则能利水，泽泻、猪苓得白术则能收湿。此用药相得之大端，医家之心妙也。外药金铅二两、硫磺一两研匀，黄占①一两，化同研捏成九饼投九池②。

① 黄占：即黄蜡。
② 外药金铅……投九池：疑衍。

卷之二

辨伤寒发热例第一

夫伤寒翕翕发热者，乃风寒客于皮肤，邪气怫郁于外，表热而里不热也。此太阳经表证，头疼项强，腰背崤痛，身体骨节疼，或已发热、未发热，恶寒，脉浮紧，无汗，冬月用麻黄汤，三时用芎苏散、羌活冲和汤、人参羌活散、正气散选用；脉浮缓自汗，冬月用桂枝汤，三时用加减冲和汤、神术汤选用。若脉浮，发热烦渴，小便不利者，此热传太阳膀胱本病也，用五苓散利之。若阳明经发热，目痛鼻干不眠，微恶寒，微有头额痛，脉微洪，宜葛根汤。若表热未罢，邪热传里，里未作实，则表里俱热，口渴饮水，脉洪数者，宜白虎汤，此但轻于纯在表纯在里也。若表证皆除而反见怕热，燥渴谵语，大便实而脉沉数，蒸蒸发热者，此为里热，是阳邪陷入阴中，里热甚而达于外也，用调胃承气汤下之。若少阳经耳聋，胁痛，寒热，呕而口苦，头角痛，脉弦数，此热在半表半里，用小柴胡汤和之。三阴无表热，惟少阴有表热之证，但其脉沉，足冷，用麻黄附子细辛汤；或下利厥冷，里寒外热，用人参四逆汤。其阴阳俱热而不止者；汗后复发热，脉躁疾者；下利，大热不止者皆死证。又有三阳传里实热证，口必燥渴饮水不止，揭去衣被，扬手掷足，胸腹满痛，斑黄，狂乱谵语，大便不通，脉必沉实有力，甚则舌卷囊缩者，难治。但当三一承气汤攻里下之。方开别条，与前表热不同也。

麻黄汤　本方自有加减法备开。

治冬时正伤寒，头疼，发热，恶寒，体痛，腰背项强拘急，脉浮紧，无汗表证，当发汗。以头疼如斧劈，身热如火炽。用

麻黄上　桂枝上　杏仁中　甘草下　川芎中　防风中　羌活中

若渴加天花粉；恶心加姜汁半夏；泄泻加炒苍术、升麻；元气虚加人参去杏仁；骨节烦痛倍加羌活、防风、苍术；有痰加半夏；胸胁痛加枳壳、桔梗；恶寒，身热，面赤，身痒者，不得小汗出故也，去杏仁加柴胡、芍药；身热作泻者内虚故也；恶寒身热而喘者，缘表邪未解也；若汗后复大热，脉躁乱者死，此脉不与汗相应也。汗后身凉，脉静者生，以火邪已去也。水姜葱白加豆豉一撮，煎之，热服取汗，中病即止，不得多服。复用厚褥盖覆其身及手足，不可揭去，待汗干，方可揭去。节庵云："伤寒汗下，温药多服反加别病，极不宜煎煮，故服半钟①而留半钟者。"正合曰："少与二字之义，此乃医所不知之妙。若病浅而服药过者，玄府何能关锁。若未中病则大邪之气未除，故留再服，可见其有妙用也，如此。"

芎苏散　本方自有加减法备开。

治春夏秋感寒，头疼发热，恶寒，脉浮紧，无汗表证，宜当发汗。

川芎中　枳壳中　桔梗下　陈皮中　半夏下　苏叶上　柴胡上　干葛上　茯苓上　甘草下　加苍术

十一味。

满闷加香附，去甘草、茯苓；若天道尚寒而欲汗者，加麻黄、桂枝，去茯苓、柴胡；呕吐加姜汁；体痛加羌活；泻加苍

① 钟：即盅，酒杯、茶盏之类的容器。下同。

白术去枳壳、柴胡；腹痛加木香。夏月夹暑，加香茹、水、姜、葱白煎之，热服取汗。

人参羌活散　本方自有加减法。即人参败毒散。

治四时伤寒，头疼身热、恶寒体痛，不分有汗无汗者，可服之。凡时气瘟疫热病初起，头疼发热恶寒，亦皆治之。及治咽喉肿痛，发斑疮疡，脚气，寒热并宜治之。且此汤乃解利伤寒、伤风，太阳、少阳、阳明三阳经之药也。

人参中　羌活上　前胡中　独活中　柴胡上　枳壳中　桔梗中
川芎中　茯苓中　甘草下　加苏叶　苍术

十味去独活、茯苓。

若天道尚寒加麻黄，渴加干葛；若伤风，鼻塞声重，加荆芥、防风；咽痛加连翘、牛蒡子，桔梗倍；若减桔梗加青皮，名清风散，治伤寒痰热之药也，宜去葱白①。若时气热病，肌热，壮热，加黄芩；中暑烦热，加香薷、黄连，去葱；大便泻，去枳壳，加白术去葱；若斑疮已发未发，加升麻、干葛；已发不透，加红花去葱。小儿感冒风加天麻、薄荷、姜、葱白，煎服取汗。

羌活冲和汤　本方自有加减法。

太阳经药治三时无汗，即九味羌活汤。此汤代麻黄、桂枝、青龙各半等汤，太阳经之神药也。治感冒风寒，非时暴寒，春可治温，夏可治热，秋可治湿，四时时疫，脉浮紧，发热恶寒，头痛，骨节烦疼表证，不分有汗无汗。若表证在者，宜用此汤。及治伤风见寒，伤寒见风亦宜用此解利，此乃伤风伤寒之神药也。世俗不知其妙，若元气本虚之人，患伤寒表证，宜发汗者，用此解散寒邪，免致亡阳，肉瞤筋惕而死。劳力冒寒用之如神。

---

① 葱白：原文中无葱白，存疑。

羌活上　黄芩上　防风中　苍术中（有汗去苍术，用白术）　川芎中　生地中　细辛（少用）中　白芷中　甘草下①

若胸胁满闷，加枳壳、桔梗，去生地；呕而恶心，加姜汁炒半夏，有痰亦用。泄泻用炒苍术、白术、芍药、升麻，去生地、黄芩；热泻加二术、黄连、猪苓、泽泻，去生地、细辛；夹食而泄泻，加砂仁去生地；夹暑加香薷；痰嗽加金沸草②、杏仁；口渴加天花粉、知母、干葛；不作汗，加苏叶；甚不作汗或汗后不解，加麻黄，乃发表不达热，不得已而用之；若汗下兼行，加大黄，釜底抽薪之法。如有汗，去苍术加白术，即加减冲和汤。汗甚不止，加黄芪、桂枝、芍药；热多，加柴胡去细辛。夏月，本方加石膏、知母，名为神术汤，水、姜、葱白，煎服，取发汗；自汗暑泻不加葱。

正气散　本方自有加减法。

太阳经药，治三时无汗及治四时不正之气，疫病时气，山岚瘴气，雨湿蒸气或受寒，腹痛、吐泻、中暑、冒风、吐泻、中湿身重。吐泻或不服水土，脾胃不和，或饮食停滞，后感外寒，头疼。憎寒壮热，或吐逆恶心，胸腹满闷，或发寒热，无汗者，此非治正伤寒之药。若病在太阳，此汤全无相干。若误用之，先虚正气，逆其经络。虽出汗，亦不能解，乃无益而有损伤寒。脉沉发热，与元气本虚人并夹阴发热者，切宜戒之。此方服之，下虫积。内伤饮食，外感风寒，服之如③神。

藿香上　白术中（如发汗去此加苍术）　厚朴中　陈皮中　半夏

---

① 甘草下：薛贞本作"甘草中"。
② 金沸草：药名。即旋覆花。
③ 如：原作"有"，据薛贞本改。

下（如渴去之）　茯苓中　白芷中　桔梗中　大腹皮中　苏叶上
甘草下（呕吐去之）

　　发汗加葱白；头疼加川芎，名芎芷正气散。腹痛加炒芍药；
寒痛加姜桂，名正气温中汤。饮食不化，加神曲中，麦芽中。
如肉食不化，加山楂；心下痞，加枳实、青皮，名正气宽中散。
中暑冒风，加香薷、扁豆，名二香汤。作泻，口渴，小水不利，
合五苓散，名藿苓汤。时气憎寒，发热，加柴胡、干葛，名为
正气和解汤，水、姜煎服。

　　大青龙汤　本方自有加减法。

　　治伤寒，脉浮紧，头疼发热、恶寒体痛，不得汗出，烦躁
扰乱不安，以此汗之。

　　麻黄上　桂枝中　杏仁中　石膏中　甘草下

　　渴加干葛、枣、水，煎服。药后用衣被，厚覆手足，取汗
则愈。经言："烦热汗出，则解，此之谓也。"故以伤寒为汗病。
其身热、烦躁无奈何者，一汗而凉，斯言是也。盖天之邪气，
自外而入，亦当自外而出，非汗不能解之。

　　羌活神术汤　本方自有加减法。

　　治感冒伤寒，头疼，发热，恶寒，拘急体痛，无汗，脉浮
紧，则用之。

　　羌活上　藁本中　川芎上　白芷中　苍术中　细辛下　甘
草下

　　渴加天花粉、干葛；有热加柴胡、黄芩；恶心而呕，加姜
汁炒半夏、陈皮；胸胁满闷，加枳壳、桔梗。本方若加麻黄、
干葛发汗，以代麻黄汤。若烦躁，加石膏、麻黄，可代大青龙
汤；水、姜、葱白，煎服。

辨伤寒恶寒例附背恶寒例第二

伤寒则恶寒，理必然也。虽居密室帐幕之中，亦憎寒拘急，自然啬啬①而恶之，若见风尤甚怕也。如寒气甚重者，使人毫毛毕直，而鼓颔②战慄，虽向火不能遏其寒也。如已发热者，虽大热而不欲去衣被也。且恶寒者，乃寒邪客于荣卫，则洒淅恶寒，虽一切恶寒多属表证，尚有阴阳所分，无汗为表实，有汗为表虚。若发热恶寒，头疼脉浮紧者，邪入太阳表证也，宜发汗，冬用麻黄汤，三时用芎苏散、羌活汤、正气散选用；有汗恶风，脉浮缓者，冬用桂枝汤，三时用加减冲和汤选用。若欲攻其里者，但有恶寒表不解者，不可攻里，要当先解其表也。如不恶寒而反恶热者，此为表解，乃可攻里也。又有少阴无热，恶寒踡卧，足冷脉沉细者，此邪寒直入足少阴肾经里证也，宜四逆汤温之。经云：发热恶寒发于阳，无热恶寒发于阴。又有汗后恶寒，脉浮无力者，亦为表虚，宜桂枝芍药汤和之。有大便不通，燥渴，微恶寒，脉实者，用大柴胡汤下之。至于背有恶寒者，背为阳，腹为阴，背恶寒者，阳不足也，阳气不足，阴气即盛，阴盛则口中和，背上寒，附子汤温之。阳气内陷者，口干燥渴，心烦，独背上微恶寒者，此里实热也，人参白虎汤和之。盖微者乃不盛之谓也，非比少阴之寒甚也。少阴之病，若恶寒踡卧，手足厥冷，自利烦躁，脉不至者，则又为不治之证矣。前所用麻黄汤、桂枝汤、芎苏散、羌活汤、正气散、加

① 啬啬：机体畏寒收缩貌。程应旄曰："啬啬恶寒者，肌被寒侵，怯而敛也。"

② 鼓颔：下巴打颤。颔，下巴颏。

减冲和汤、神术汤开发热条①。

桂枝汤　本方自有加减法。

太阳经药，治冬月正伤寒自汗，治正伤寒发热、恶风寒、自汗、头痛、骨体痛、脉浮缓，汗出为表虚，以此汤和之。若几几项背强，伸缩汗出者，本方加干葛、桂枝上、芍药中、甘草下。汗多加柴胡、白术，甚不止加黄芪；渴加知母、天花粉；呕加姜炒半夏；胸腹满闷加枳壳、桔梗；恶心加陈皮；泻加炒白术；热甚加柴胡、黄芩；元气弱脉虚者加人参；痰嗽加杏仁、五味。水、姜、枣煎服。

桂枝二越婢一汤　本方自有加减法。

若发恶寒，热多寒少，尺脉微者，因无阳也。

桂枝　芍药　甘草　麻黄　石膏　加柴胡

水、姜煎服。若自汗去麻黄加白术、芍药；小便不利加茯苓；脉弱加人参。

黄芪建中汤

治汗多亡阳尺脉虚弱者用之。

黄芪上　芍药中　桂枝中　胶饴中　甘草下　加陈皮　白术

元气虚甚加人参；热加柴胡。水、姜煎服。

人参三白汤

治伤寒病后元气虚弱，用此调理。

人参上　白术下　白芍药中　白茯苓中

有汗加桂枝；有热加柴胡；渴加知母；不得卧加酸枣仁炒、辰砂末；满闷加陈皮、枳壳少用。水、姜、枣煎服。

---

① 开发热条：指上述各方的药物组成在本书卷之二《辨伤寒发热例第一》篇。发热，是指《辨伤寒发热例第一》。开，指医生处方用药，国内多数地区将医生处方叫作开处方。

辨①伤寒汗后不彻例第三

伤寒表证，虽经发汗不解，此因汗不尽，故寒热似疟，一日二三发，或面赤身痒，或骨节烦疼大热者，皆因汗出不彻故也。若伤寒热多寒少似疟，一日二三发，面赤身痒者，此不得汗出，宜桂枝麻黄各半汤。

伤寒，若面色缘缘正赤②者，此阳气怫郁在表，当发其汗。其人烦躁，不知痛处，乍在腰中，乍在四肢，按之不知，若短气者，此汗不彻故也，宜更发汗则愈。若服发汗药，汗出似解，至半日许复发烦热不解，其脉浮数者，更发汗则愈。又若伤寒八九日不解，脉浮紧无汗，发热身疼者，此为表证，仍在太阳经而不传，宜麻黄汗之。又若伤寒十日，热已去，脉浮细而嗜卧者，外已解矣。

若胸胁满痛者，属少阳也，宜小柴胡汤。脉但浮而不弦，无胸胁痛者，还属太阳，无汗则麻黄汤，有汗则桂枝汤。

若发汗后恶寒，有表证不解脉浮者，宜桂枝汤和之。汗后不恶寒反恶热者，此内实也，用调胃承气汤下之。

调胃承气汤

大黄上　芒硝中　甘草下　加枳实中　有热加柴胡中　黄芩下

若太阳病发汗后，大汗出，胃中干，烦躁不得眠，欲得饮水者，少少与之，令胃气利则愈。若太阳病三日，发汗后不解，蒸蒸发热者，属胃实也，本汤下之。

---

① 底本无"辨"字，据目录改。

② 缘缘正赤：即满面红赤。下同。

辨伤寒本热例第四

伤寒太阳病脉浮，发热，渴，小便不利者，此太阳邪热传于膀胱，里病也，用五苓散利之。

五苓散

猪苓上　泽泻中　白术中　茯苓中　桂枝下（少用为引经可达下焦）

若烦躁狂言加辰砂。若发汗后脉浮，烦渴者此汤主之。若发热泻痢，烦渴，小水不利者此汤主之。若发热六七日不解而烦，有表里证，渴欲饮水，水入即吐，名为水逆，此汤主之。

白虎汤　本方自有加减法。

治发汗后大汗出，复大烦渴不解，脉洪大者用本汤。

石膏上　知母中　人参中　甘草下　粳米下

心烦加竹叶；渴甚加天花粉、干葛。立夏前立秋后天气不热时，并内伤气血皆虚，脉虚之人并不可服。恶心而呕加姜汁半夏；胸满加陈皮、枳壳、桔梗；表热甚加柴胡；里热甚加芩、连、山栀；伤寒七八日不解，热结在里，表里俱热，时时恶风大渴，舌上干燥而烦，饮水者，此汤主之。伤寒脉浮，发汗无汗，其表证不解者，不可与此汤。若渴欲饮水，无表证者宜与之。按时时恶风者，时或有之而不常也。微恶寒者，乍寒于背而不甚也，宜用此汤主之。

切戒太阳病，无汗而渴者，不可用白虎汤。盖白虎汤乃汗后解热之药。阳明虚汗多而渴者，不可用五苓散。

辨伤寒恶风例第五

伤寒则恶风，理必然也。盖风邪伤卫，腠理不密，所以自发汗而恶风也。由是观之，恶风悉属于阳，非比恶寒，乃有阴阳之别也。微恶风者，居于密室之中，衣被之内，坦然自舒而不恶也，若见风则恶矣。恶风有汗为表虚而脉浮缓，冬用桂枝汤，三时用加减冲和汤。恶风发热而喘，用桂枝冲和汤。若发汗过多，遂漏不止，卫虚亡阳，恶风脉浮者，用桂枝术附汤。恶风小便难，四肢拘急，难以屈伸，同上。若风湿相搏，骨节疼痛，自汗恶风，短气，小便不利，身微肿者，用甘草附子汤。恶风自汗而喘，用桂枝加厚朴杏仁汤。恶风无汗而喘者，用麻黄汤。汗后七八日不解，表里俱热，时时恶风，大渴，舌干口燥而烦者，以人参白虎汤主之，其桂枝、麻黄、白虎等方开前不录。

参苏饮　本方自有加减法。

治感冒风寒，胸胁满闷，咳嗽，头疼，身重，吐痰，或中脘停痰，憎寒壮热，状似伤寒用此汤。

人参上　苏叶上　枳壳中　桔梗中　干葛中　陈皮中　前胡中
半夏下　甘草下　木香　茯苓中

天寒感冒恶寒无汗，咳嗽气急或伤风，恶风无汗，鼻塞声重，咳嗽者加麻黄、杏仁、金沸草汗之。若天气和暖，伤风咳嗽者，有痰去参香，加桑皮、杏仁，若内有痰热加片芩。若胸满痰多者加瓜蒌仁、贝母，去半夏。若痰唾如胶者加金沸草。若气急喘不止者加贝母、苏子、杏仁、五味，去苏叶。肺寒咳嗽加干姜、五味。若热咳嗽加片芩、麦冬、荆芥，去半夏、木香。若心下痞满而嗽加枳实、黄连。若胸中烦热，或停滞酒不散，或嗜睡、恶心，亦加黄连、枳实、干葛、乌梅、陈皮，去木香、苏叶。烦躁不宁加辰砂。表有热加柴胡，里有热加芩连。头痛咳嗽加细辛。水、姜煎服。

消风百解散　本方自有加减法。

治四时伤风头痛、恶寒发热、恶风寒及痰壅咳嗽、鼻塞声重。

荆芥中　白芷中　陈皮中　麻黄中　苍术下　甘草下

头痛加川芎、干葛。痰多加半夏。渴加天花粉。表有热加柴胡。里有热加片芩、黄连。喘甚加杏仁。气促加桑皮。胸满痰多加瓜蒌仁、贝母。胸胁满痛加枳壳、桔梗。水、姜煎服。

金沸草散

治痰嗽。

治肺经受风，头目昏疼，咳嗽声重，痰唾稠黏，及治时行寒疫，壮热恶寒。

旋覆花上　荆芥中　前胡中　芍药中　甘草下　麻黄下　半夏下

胸中满闷加枳壳、桔梗。有热加黄芩、柴胡。头痛加川芎。水、姜煎服。

小青龙汤

治心下停水着寒，或咳，或喘，或噎，用此汤。

麻黄中　官桂中　干姜下　五味下　甘草下　细辛上　半夏中　芍药中　生姜下

喘甚加杏仁。水、姜煎服。

葛根汤　即葛根解肌汤。

治伤寒阳明经发热，头额痛、微恶寒、目痛鼻干、不得眠、无汗、脉微洪，宜用此方。

葛根上　桂枝中　芍药中　甘草下　麻黄中　加白芷、升麻，俱少用。

表热加柴胡。里热加黄芩。本经无汗恶寒甚者去黄芩。渴加天花粉，恶心加陈皮。胸胁满闷加枳壳、枳实。太阳与阳明合病，无汗恶风，脉浮长者加羌活、川芎。阳明与少阳合病，无汗恶风，脉弦长者用此汤加合小柴胡去麻黄、桂枝，祛病如拾芥①耳。若刚痉加羌活、独活。若天时温②疫，发热而渴，内外热者，加黄芩名为葛根解肌汤，冬月宜加、春宜少、夏秋去之加苏叶。若头疼并额痛甚者，加葱白、川芎、白芷，名为葛根葱白汤。若下痢呕逆者加半夏、生姜名为葛根半夏汤。

升麻葛根汤

治时气发热，欲发斑疹而未出者。

升麻　葛根　芍药　甘草

若头疼加川芎、白芷，水煎服。若见发斑不可温覆取汗，若发汗则斑烂也。

葱白葛根汤

治已发汗，头疼甚而热不可解者。

葛根上　芍药中　知母中　川芎下

头痛甚加白芷。热甚加柴胡。骨体痛加羌活。渴加石膏、天花粉。水、葱、姜煎服。

人参白虎汤　夏季用此方。

---

①　拾芥：比喻取之极易。《广阳杂记》卷二："以汝材力，三百万亦如拾芥，三钱何至于是。"

②　温：薛贞本作"瘟"。

治阳明热邪传入胃府，壮热恶寒、表里俱热、舌燥，烦渴饮水，脉洪数。或濈濈自汗，或面赤谵语，或汗后大热，热不解，烦渴饮水者，或内热而发斑者，并用此方治之。无渴不可用此药，为大忌也。

人参　石膏　知母　黄芩　粳米

热甚加柴胡，烦渴①加栀、连，头痛加川芎②，渴加天花粉，虚烦加竹茹，呕加陈皮，初见斑加生地、芍药。口渴心烦，背微恶寒者，亦用此方，竹叶、乌梅，水煎服。此方立夏后、立秋③前大热时可服，立夏前、立秋后天气不热，并内伤④气血俱虚者不可服。

川芎石膏汤

治时气壮热，头痛无汗，脉洪长，恶风，烦渴者⑤。

川芎上　石膏中　麻黄下　苍术下　葛根中　甘草下⑥

渴加知母、天花粉，热甚加黄芩、柴胡，退⑦热也。

辨伤寒潮热例第六

潮热属阳明，旺申、未，一日一发，日晡时作，如潮候之有信，故曰潮热。专主胃腑实热，燥粪使然。渴甚，不大便，谵语，脉洪数有力者，用调胃承气汤攻之。如热不潮，口不渴，大便不实者，不可攻也。如热甚烦渴饮水，脉洪数，大便如常

---

① 烦渴：原脱，据薛贞本补。
② 川芎：原脱，据薛贞本补。
③ 后立秋：原脱，据薛贞本补。
④ 内伤：原脱，据薛贞本补。
⑤ 恶风烦渴者：原脱，据薛贞本补。
⑥ 苍术下葛根中甘草下：原脱，据薛贞本补。
⑦ 热甚加黄芩柴胡退：原脱，据薛贞本补。

者，人参白虎汤解之。若潮于寅、卯，属少阳，脉弦数，小柴胡和之。若潮于巳、午，属太阳，或脉浮紧，小便难，大便溏，热未入腑，犹带表证，先用柴胡、桂枝以解表，候小便利而大便硬，方可攻之。盖攻须料量，要切脉之实大，或沉实有力，或沉数有力，或洪数有力，再审病人腹硬满痞，或绕脐硬痛，以手按之则痛，或转屎气，或手足心并腋下漐漐然有汗，此内实有燥屎也。若大实、大热、大渴、大满、大坚，用大承气下之。若小实、小渴、小满、小坚、小热，以大柴胡，甚者小承气攻之。若腹中不坚满，止燥渴，大便不通，脉实有力，用调胃承气汤。凡欲行大承气，当先与小承气，服下良久，病人腹中转屎气者，此有燥屎也，可与大承气攻之；不转屎气者，初硬后溏不定，慎勿攻之，攻之则腹胀不食，而为难治也。阳明发潮热，大便溏，小便自利，胁痛不止，小柴胡主之。又胁下硬满，不大便而呕，舌上白胎者，用小柴胡则漐然汗出而解也。若大结胸有潮热，属太阳，大陷胸汤。若咳逆潮热，大便自利，潮热，并属小柴胡，病人烦渴汗出即解。又如疟状，日晡潮热，脉实者，可下，用大柴胡汤。大便利而脉虚者，不可下，用桂枝柴胡汤。凡有潮热，必先用小柴胡；若热不除，内实燥渴者，则用大柴胡，甚者用承气可也。

大柴胡汤

治潮热，手足汗出，面赤燥渴，谵语，脐腹满闷，或痛，小便赤色，大便秘，过经不解，或呕不止，心下郁郁微烦，或往来寒热，内有燥渴，脉沉实，或沉数有力者用之。其或表症未除，而里症又急，烦渴者用此汤，通表里而缓治之，不伤元气也。

柴胡上　黄芩中　芍药中　枳实中　半夏下　厚朴中　大

渴甚加天花粉，一方无厚朴，水，姜一片，煎至八分，大黄一沸热服，以利下燥屎为度，中病即止，不得多服。伤寒十余日不解，胸胁满而呕，日晡潮热者，实也。先以小柴胡解外，次用大柴胡汤攻里，加芒硝下之。若过经，潮热、谵语、大便实者，加芒硝下之。若伤寒三四日，发汗不散，其人蒸蒸发热，内实也，用调胃承气汤下之。若病人闻木音而惊怕者，此阳明土弱畏木也，不可下。如人走地板动亦怕，亦不宜下。若阳明呕多者，且未可①下。若心下硬满者，亦不可下。若误下之，利不止者，死也。利止者，愈。又面合赤者，不可下。合者，通也，此有表邪，因汗不彻，故不可下也。

调胃承气汤

治阳明经胃实，潮热、谵语、燥渴、大便不通，手足濈濈自汗，或面赤谵语，脉洪数，或揭去衣被，恶热，饮水不止者，宜用此方。

大黄上 芒硝中 枳实中 黄芩中 厚朴中 加甘草

水煎服，以利为度。

小柴胡汤

治少阳半表半里，脉弦数或往来寒热，耳聋胁痛，呕而口苦，目眩，头角痛，胸胁痛，耳中下上或两边肿痛，或心下痞满，或胸中烦，喜呕，日晡潮热而利，并宜此方，和解表里之神药也。少阳经只此一汤，随症加减，再无别汤。大抵治太阳禁下，阳明禁利小便。少阳本经有三禁，不可汗、吐、利也。

槌有陈皮 芍药 柴胡上 黄芩中 人参中 半夏下（渴去

---

① 者且未可：原脱，据薛贞本补。

之）甘草下（呕去之，心下满亦去之）

水，姜一片，枣二枚，煎服。

胸中烦而不呕，去半夏加瓜蒌、桔梗。如胸胀满，多痰痞闷，或喘嗽，去人参，亦加瓜蒌仁、桔梗、枳实、杏仁、黄连、贝母。口渴去半夏，加天花粉、知母。腹中痛，去黄芩，加炒白芍药。胁下满硬，去枣，加牡蛎之咸以软坚也。心下悸动，小便不利，加白茯苓。口不渴，身微热去人参，加桂枝。若嗽急，去人参加五味子，干姜少许。胸膈胀满不宽，或胸中痛，或胁下痞痛，去人参、甘草，加枳壳、桔梗，名为柴胡桔梗汤。若胸中痞满，按之痛，去人参，加瓜蒌仁、桔梗、枳壳、黄连，名为柴胡陷胸汤。若脉弦虚，发热口渴，不饮水者，人参倍用，加麦门冬、五味子，名为清热生脉汤。渴去半夏，脉弦数，发热舌干，口燥饮水者，再加黄连、炒栀子仁、天花粉。渴甚加石膏、知母，名为参胡清热饮。若脉弦虚，发热，或两尺俱浮无力，此必先因房事，或梦遗走精，或病中还不固者，宜加知母、黄柏、牡蛎粉，名为滋阴清热饮。若有咳嗽，加五味子、麦门冬。若脉虚、发热、口干，或大便不实，胃弱不食者，加白芍、白术、茯苓，名为参胡三白汤。若发烦渴，脉浮弦而数，小便不利，大便滑泄者，合四苓汤名为柴苓汤。内热下利，口渴甚者，此名协热而利，加炒黄连、白芍，再加黄柏，名春泽汤。若腹痛恶寒，去黄芩，加炒芍药、桂枝，名为柴胡建中汤。自利恶风，发热腹痛者，亦主之。若心下痞满而发热者，加枳实、黄连，有痰，加瓜蒌、桔梗，名为柴胡连枳汤。若血虚发热，至夜尤甚，脉大无力，加当归、川芎、生地、白芍，名为柴胡四物汤。若燥渴，津液不足，去半夏，加麦门冬、五味、黄柏、知母，名为柴胡养阴汤。若内热甚，错语心烦，不得眠，加黄连、黄柏、栀子调辰砂末，名为柴胡解毒汤。若脉弦长，少阳、阳明合病，发热者，加葛根、芍药，名为柴葛解肌汤。若脉洪数，恶热，内实谵语，面赤烦渴，饮水不止者，合白虎汤，名为参胡石膏汤。大便实，加大黄，去半夏攻之。若夹暑，加黄连、香薷，去半夏。本经病恶寒，或往来寒热似疟者，加桂枝。恶寒甚，燥渴谵语，齿无津液者，加石膏、知母、天花粉，去桂枝。痰嗽，加金沸草、五味子。虚烦加竹茹、竹叶、炒黄连。胸中有热痰，满闷而痛，名曰痰结，治在柴胡陷胸汤下，加竹沥、姜汁少许。本经头痛，加川芎。胁下痛而痞满，加青皮、川芎。小腹痛加青皮。若痰多吐不出，去半夏，加贝母、瓜蒌、竹沥、姜汁，治在陷中汤下。呕加姜汁、橘红。呕家多用生姜，盖姜呕家之圣药，是要散其逆气也。呕家多用半夏，以去水，水去则呕止，是要散其痰饮也。妇人热入血室，经水适断适来者，寒热似疟，本方加红花、生地、当归、桂枝、丹皮，水、姜煎，少待半时许，又服一盏，以接药力和之。

辨伤寒寒热往来例第七

往来寒热，阴阳相胜，邪正分争故也，此属少阳半表半里证。若阳不足，阴邪出表与争，故阴胜而为寒；若阴不足，阳邪入里与争，故阳胜而为热。邪居表多则多寒，邪居里多则多热。邪在半里半表则寒热相半，乍往乍来而间作也。小柴胡专主往来寒热，寒多加桂枝，热多加黄芩。太阳证八九日如疟状，一日二三度而发，不呕，清便，脉浮缓者为自愈，不浮缓为未愈，用桂麻各半汤。病至十日热结在里，燥渴大便实，往来寒热，大柴胡下之。若往来寒热，胸胁满而不痛，属半表半里，未入于腑，小柴胡、枳桔汤未效，用小柴胡入小陷胸汤。妇人中风八九日，续得寒热，发作有时，经水适来适断，此为热入血室，用小柴胡加生地、红花、当归、丹皮、桂枝。若心烦喜呕，胸膈满，不饮食，寒热往来，小柴胡汤。汗下后不呕，不渴，头汗出，胸膈满，小便不利，寒热往来，柴胡桂姜汤。热多寒少，尺脉迟者，荣血不足，黄芪建中汤；候尺脉不迟，小柴胡汤。经曰：血虚气弱，腠理开，邪气入，与正气相搏，结于胁下，邪正分争，往来寒热，休作有时，默默不欲饮食，脏腑相连，其痛必下，痛攻上，故使呕也，小柴胡汤。若小柴胡证，医以他药下之，其柴胡证不罢者，复与小柴胡汤，必蒸蒸而振，则发热汗出而解也。若伤寒六七日，发热微恶寒，肢节烦疼，微呕，心下有结，柴胡桂枝汤。若寒热往来，寒多者加桂枝、芍药，热多倍用柴胡。若胸满微结，小便不利，渴而不饮，但头汗出，往来寒热，心烦者，柴胡桂枝汤主之。寒热汗多亦治之。

柴胡桂姜汤①

柴胡上　桂枝中　干姜下　黄芩中　牡蛎中　天花粉中　甘草下　加木通

水、姜煎服。

辨伤寒烦热例第八

烦热者，乃邪热传里，不经汗吐下则为烦热，乃热而烦扰不安也，与发热若同而异。病人烦热，汗出则解。如未作膈实，乃但和解微汗而已。若心下满而烦，则有吐下之殊。先烦后悸者为实，先悸后烦者为虚。烦，欲吐不吐郁闷之貌。但表有热不得汗出而烦者，脉必浮数，宜发汗即愈。发汗后解，半日许，复发烦热，脉浮数者，宜再汗之。又服桂枝汤反烦不解者，先

---

①　柴胡桂姜汤：原作"柴胡姜桂汤"，据上文及《伤寒论》当为"柴胡桂姜汤"。

刺风池、风府，却与桂枝汤愈也。太阳病心烦自汗，小便数者，不可与桂枝汤，宜芍药甘草汤。太阳病服汤后，汗出烦渴，脉洪大者，用白虎人参汤。阳明病心烦喜呕吐，寒热往来，心下悸，小水不利，小柴胡加茯苓汤。衄血烦渴，饮水则吐，五苓散；不愈，竹叶石膏汤。下后，昼烦夜静，不呕，不渴，无表证，脉微沉，姜附汤。若汗下后，病仍不解而烦躁者，茯苓四逆汤。大下后六七日不大便，烦躁不解，腹满硬痛而烦渴者，有燥屎也，大承气汤。汗吐下后，心下满，气上冲胸，头身振摇而烦者，茯苓桂枝白术甘草汤。瘥后不能胜谷气，微烦，损谷①则愈，小柴胡加枳壳；不愈，大便实者加大黄。又有肾伤寒，表里无热，但烦愦②不欲见光明者，时有腹痛，脉沉细，四逆汤。凡伤寒身体烦疼，即是热疼不得汗故也，若脉浮数者宜汗之，此表证而烦也；若烦渴脉弦数，此半表半里证而烦也；加之寒热胁痛而呕，宜小柴胡去半夏加天花粉。至于胸中烦，即胸中热而烦也；又心中烦，亦心中热而烦也，并宜小柴胡汤加炒栀、连。阳明病烦渴，脉洪数，饮水不止者，白虎汤；大便实者，调胃承气汤。此里证而烦也。若内伤劳役，阴虚火动而烦者，其人身倦无力自汗，尺脉浮虚，宜补中益气汤加炒栀、连、生地、麦冬、黄柏、知母；若不得睡而心烦者，兼服朱砂安神丸，纳其浮游之火而安神明也。大抵伤寒六七日，三部脉皆至大，烦而口噤不能言，其人躁扰，欲作汗而解也。若脉和，大烦，目肿，睑内际黄者，此亦欲作汗而解也。一切肌表大热而烦，盖欲作汗而解，再无疑矣。一如天道亢热人皆不安，或

---

① 损谷：减少食量。
② 烦愦：心烦意乱。

时大雨至，人皆凉爽，但脉不应者为难治。如足冷脉沉细者，此阴证之烦也，急用人参四逆汤温之，又不可不知也。若发汗出，烦热不得眠者，此为胃中干燥也，饮水者，宜少与之，以救胃汁干也。若伤寒二三日，心悸而烦者，此虚烦也，小建中汤。又少阴病二三日，心烦不得眠卧，黄连阿胶汤主之。

黄连阿胶汤

黄连上　黄芩中　芍药中　鸡子黄下　阿胶上

补虚劳，水二钟，先将黄连等药煎至一钟，下胶，烊尽，入鸡子黄化服。

小建中汤　加黄芪名黄芪建中汤

桂枝上　芍药中　胶饴中　甘草下

水、姜、枣煎至一钟，入胶烊尽，温服。

凡呕逆，并中满与吐蛔者，不宜服。

补中益气汤

人参上　黄芪上　当归上　白术中　软柴胡中　陈皮中　升麻下　甘草下

阴火动而烦，加知母、黄柏、生地、黄连、麦冬、炒山栀。不得眠而烦者加酸枣仁炒。凡发汗后燥热而烦，小便不利者，五苓散调辰砂末服为妙，辰砂除烦热也。

辨伤寒烦躁例第九

烦为扰乱而烦，躁为愤怒而躁，谓烦躁者，有阴虚阳实之别也，心热则烦，肾热则躁。烦为热轻，躁为热重。所谓烦躁者，先发烦而后至躁也。所谓躁烦者，先发躁而渐至烦也。太阳病，头疼发热，恶寒体痛，脉浮紧，烦躁，因不得汗出，此邪在表而烦躁也，冬用大青龙汤，三时用十味芎苏散加石膏、麻黄；天道暖盛，九味冲和汤加麻黄、六神通解散亦可。经云：伤寒当汗不汗，则人烦躁。此之谓也。凡伤寒肌表热甚，脉浮数不得汗出而烦躁者，速宜汗之为当也。若表邪传里，谵语大渴，面赤饮水不止者，脉洪数而烦躁，人参白虎汤。阳明经腑病，五六日不大便，绕脐腹硬痛，谵语渴甚，烦躁发作有时者，此内有燥屎而烦躁也，宜调胃承气汤下之；元气虚者，蜜导法通之。若病大热，错语呻吟，或干呕不眠而烦躁、口渴、脉数者，此邪在里而烦躁也，黄连解毒合白虎加竹叶。若太阳不得汗，医以火劫，取汗不出，大热入胃而烦躁者，此劫令烦躁也，小柴胡加龙骨牡蛎汤入黄连、山栀。凡伤寒阳微发汗，烦躁不眠，或汗下后昼日烦躁不得眠，夜安静，身无热，脉沉微者，姜附汤。或汗下之后，病仍不去，烦躁者，茯苓四逆汤。要在脉沉细无力，口不渴，方可用此汤，此阳虚而烦躁也。若得病二三日，脉微弱无力，大柴胡证。烦躁心下硬，能食，小承气微利之。心中悸而烦躁者，小建中汤。恶风自汗，脉弦而烦躁者，不用此汤。若热六七日，烦渴欲饮水者，用五苓散。无热狂言，烦躁不安，精采不与人相当①者，亦宜五苓散。又少阴病吐利呕逆，烦躁欲死者，脉必沉细，吴茱萸汤。若阴证身微热，脉沉细，手足冷而烦躁者，四逆汤。面赤加葱白，无脉干呕用猪胆汁。又有不烦便作躁闷者，乃阴极发躁，欲坐卧于泥水井中，其脉沉细，足冷，饮水不得入口者，用霹雳散，不若生脉四逆汤尤妙。此阴盛拒阳而烦躁也。余以艾汤调硫黄末二三钱，立时出汗乃愈，此秘方也，累用累效。其结胸烦躁悉具者死，吐利四逆而烦躁者死，发热下利厥逆而烦躁不眠者死，

---

① 精采不与人相当：指眼神、情绪及精神状态等与一般人不同。下同。

恶寒踡卧、脉不出而烦躁者死，又五六日自利后烦躁不眠者死，此皆烦躁之不治也。又有久病阴虚，发热恶寒，午后面颊颧赤，烦躁引饮，肌热燥热，至夜尤甚，脉洪大按之无力，此皆血虚而烦躁也，用当归补血汤。又有痰火升，作喘咳嗽，气急烦闷，不得安卧，或时心烦，或时而躁乱不宁，此名痰躁，用温胆汤加辰砂、瓜蒌、桔梗、竹沥、姜汁少许为要药也，不在伤寒烦躁治例。

当归补血汤

治血虚发躁。

当归上　川芎中　地黄中　芍药中　黄柏中　知母中　麦冬中　人参下　茯神中　黄连下　山栀中　加辰砂末　甚者加远志　酸枣仁　甘草

水、姜、枣煎服。

干姜附子汤

治阴症发躁，及治发汗或下之后，昼日不眠，夜安静，脉来沉细者，用此方。

干姜中　附子上　加人参中　白术中　甘草下

水、姜煎服。

茯苓四逆汤

治汗下之后，仍不去烦躁者，用此方。

茯苓上　人参中　附子上　干姜中　甘草下　加白术

水、姜煎服。

黄连解毒汤

治大热，错语呻吟，干呕不眠，烦躁，脉数者。

黄连　黄芩　黄柏　山栀　加石膏　知母　麦门冬

渴加天花粉、竹茹，呕加陈皮，乌梅煎服。

竹叶石膏汤

即人参白虎汤，加半夏、竹叶、麦门冬、甘草。渴加天花粉、知母。水、姜煎服。

辨伤寒头痛例第十

头痛者，寒邪入足太阳，上攻于头，此表证也。头疼脉浮紧无汗用发汗；脉浮缓有汗宜解肌，照时令用药。三阳经杂证，虽俱有头疼，不若太阳专主也。太阳则顶巅脑后痛连风府，阳明则头额痛，少阳则头角痛。三阴无头痛者，其脉至颈胸而还，不至于头，故无头疼。惟厥阴有头痛者，是脉经于顶巅也。阳明头额痛，目痛鼻干，发热不眠，脉微洪者，用葛根解肌汤加川芎、白芷、升麻、葱白。本经邪热传里，不恶寒，反恶热，谵语面赤，大渴饮水不止，脉洪数者，人参白虎汤。

若大便不通，潮热谵语，揭去衣被，胃热燥渴，此因热气上攻头目，脉沉数有力，调胃承气汤下之，甚者大承①气下之。少阳头角痛，耳中痛，往来寒热，胸胁痛而耳聋，呕而口苦，身热，脉弦数者，用小柴胡加川芎，盖川芎乃胆经药也。又有肺家鼻塞头疼者，瓜蒂散搐鼻，黄水出乃愈。又痰涎头疼，胸满，寒热，喘急者，亦瓜蒂散吐之。又厥阴干呕吐涎沫，头痛者，吴茱萸汤，脉沉厥冷加附子。此数者伤寒头痛也。其杂证亦有头痛者。头乃诸阳之首，凡血虚头痛，四物汤倍加川芎、蔓荆。气虚头痛，四君子加川芎、藁本。气血俱虚头痛，八物汤加藁本、蔓荆。脉大无力，用补中益气汤加蔓荆、细辛。有风头痛，用羌活汤加天麻、荆芥。有湿痰头痛，用二陈汤加苍

---

① 甚者大承：原脱，据薛贞本补。

术、芎、芷、细辛。有痰火痛者，二陈汤加酒炒芩、连、山栀、川芎、蔓荆、竹沥、姜汁少许。又阴火冲上头痛者，用四物汤加黄柏、知母、蔓荆、荆芥、炒芩、连、山栀。有暴感风寒头痛，用芎苏散加苍术、白芷。各汤中俱加桔梗开提诸药上行，不可缺也。其食积亦有头痛，开食积伤寒各条，故不录。大抵真头痛连于脑，手足俱青者，为真头痛，必死。

辨伤寒头目眩例第十一

头眩者，少阳半表半里间，表邪传里，表中阳虚，故至头眩，用小柴胡、黄芪、川芎、天麻为君。又汗下后而眩冒者，亦阳虚所致，用人参养荣汤加川芎、天麻。少阴下利不止而头眩，时时自冒者，此虚极而眩也，人参四逆汤加川芎、天麻。太阳病若下之，因复发汗，此表里俱虚，其人必冒，冒家汗出自愈，用真武汤加川芎、天麻。太阳中风头眩头摇，其脉浮紧，用羌活神术汤加川芎、天麻。太阳发汗后，汗出不解，心下悸头眩，肉瞤筋惕，振振欲擗地者，宜真武汤加川芎、天麻。太阳发汗二三次，汗出过多，肉瞤筋惕，头眩身振，身热脉虚数，人参养荣汤加蔓荆、炒黄柏、川芎、天麻乃愈。阳明病头眩，不恶寒，能食而咳，茯苓白术甘草生姜汤加川芎、天麻。少阳呕而口苦，寒热头眩，目运①，脉弦数，小柴胡加川芎、天麻。若汗吐下之后，虚而脉数无力，心下痞满，胁痛气冲，咽不得息，身振摇，肉瞤筋惕，久则成痿，头眩，目运者，茯苓白术桂枝甘草汤加川芎、天麻。又有血虚头目眩运用四物汤，加人参、蔓荆、天麻。若气虚头眩目运，四君子汤加川芎、当归、

---

① 目运：眼花。下同。

天麻。伏痰头眩目运，用二陈汤加瓜蒌仁、桔梗、枳实、苍术、川芎、天麻、竹沥、姜汁。痰火上攻，头眩目运，用二陈汤加酒炒芩、连、山栀、蔓荆、川芎、天麻、竹沥、姜汁。阴火上冲，头眩目运，用四物汤加炒黄柏、知母、天麻。劳役内伤，头眩目运，用补中益气汤加蔓荆、天麻。若下元气脱，头眩目运，人参养荣汤加升麻、川芎、天麻。大抵治头眩目运，非天麻不能除也，方开各条不录。

辨伤寒项背强例第十二

项背强者，太阳表邪也。无汗脉浮紧，宜发汗，麻黄汤；有汗脉浮缓，宜解肌，桂枝汤或羌活冲和汤。太阳风痉，角弓背反张，独摇头，卒口噤，用小续命汤，治在痉证条下，有加减法。项背强几几，无汗用发汗，有汗用实表。几几如短羽之鸟，不能飞腾，动则伸缩其颈，而两翅耸动，欲飞之貌。其病者，头项一伸一缩，故几几也。

辨伤寒头摇例第十三

头摇者，里病也。内有痛则头摇，宜察痛而治之。一者，风痉，独头摇，卒口噤；二者，心绝，则头摇，形状如烟煤，直视者死。凡头摇多属于风，风主动摇，风脉必弦，用神术汤加天麻、羌、防、全蝎、僵蚕之类是也。

辨伤寒无汗例第十四

无汗者，寒邪中经，腠理固密，津液内渗而无汗也。风暑湿皆有汗，惟寒邪独不汗出。太阳证无汗者，冬用麻黄汤，三时用芎苏散、冲和汤、六神汤选用。太阳证无汗，脉弱无阳，难作汗者，血少也，黄芪建中汤加术、附。刚痉无汗治在痉条下。少阴脉沉，发热无汗，麻黄附子细辛汤。阳明当自汗，若无汗，身如虫行皮中，此久虚无汗故也。热病热盛躁急不得汗出，此阳脉极也，死证矣。又温病不得汗出，必发狂也。有汗者生，无汗者死。其三阴证与阴阳毒者，皆无汗也。按阴毒额上手背冷汗出者，此虽阴证亦有汗也，用人参四逆汤。原太阳表邪当汗之症，用麻黄汤，二三剂发汗不出者必死。然发汗头面半身以上虽出，其下半身无汗及不至足者，必死。盖寒自伤足经而起，汗出不至足者，是太阳膀胱气绝也。凡温热病伤寒不得汗，用捣姜汁绵裹周身擦之，其汗自出，此良法也。

辨伤寒自汗例第十五

自汗者，卫为邪干，不能固密，腠理疏而汗出，不由发而自出也。有表里虚实之分。若风伤卫气，太阳表未解，脉浮缓自汗者，冬用桂枝汤，三时神术汤。若汗后恶风寒，皆为表虚，汗不止，用黄芪建中汤。太阳发热，汗过多，汗出遂漏不止为亡阳，用术附汤。若阳明腑病，自汗出，不恶风寒而反怕热，躁渴谵语，饮水不止，大便不通，脉沉数者，调胃承气汤下之。阳明自汗，小便不利者，津液少也，急下，调胃承气汤。大抵伤风则恶风自汗，伤湿则身重自汗，中暑则脉虚自汗，中暍则烦渴自汗，湿温则妄言多汗，风温则鼾睡自汗，霍乱则吐利自汗，柔痉则搐搦①自汗，阳明则恶热潮热自汗，阴虚劳力则身倦自汗，亡阳则遂漏不止。自汗治开各条下。惟卫气不与荣气和谐，脏无他病，发热恶风而汗自出，宜桂枝和合荣卫，使邪

---

① 搐搦：即抽搐，俗称抽风，指肢体出现不随意运动。

气无所容之地，则邪自出而汗自止矣。言桂枝发汗者，非发也，实闭汗孔也，发字当作止字论。

凡阴证四肢厥冷，额上手背汗出者，脉必沉细，用四逆汤温之。自汗出，小便难，身无热，脉沉足冷者，四逆加桂枝、白术、茯苓。若吐利厥冷，脉沉或伏，或身痛大汗出者，人参四逆加桂枝、白术、黄芪。

凡发热下利，大汗不止者，死。若大汗出，发润如油，喘不止者，死。若大汗出，热反盛，狂言不食者，死。若汗冷如冰，四肢厥冷脉脱者，死。柔汗发黄，环口黧黑者，死。凡伤寒温热病，汗不止，将发披水盆中，足露于外，宜少盖；可用炒麸皮、糯米粉、龙骨、牡蛎煅为细末和匀，周身扑之，其汗自止，免致亡阳而死，此良法也。方开各条不录。

辨伤寒盗汗例第十六

伤寒盗汗者，睡中出而醒则止也。缘邪在半表半里间，故知胆家有热也，用小柴胡汤。若杂病寸脉虚浮，尺脉数大无力，乃阴虚火动，宜当归六黄汤、辰砂白芷散，兼用小柴胡汤。开少阳发热条下。

当归六黄汤

主治杂病盗汗也。

当归上　黄连上　黄芩　黄柏中　黄芪上　生地黄中　熟地黄下　知母中　加白术中　加肉桂少许

水、姜、枣煎，入浮小麦一撮。

辰砂白芷散

白芷一两　辰砂五钱

为末服二钱，茯苓、麦门冬汤调下。

辨伤寒头汗例第十七

诸阳经络循于头，三阴但到项而还。头汗者，邪搏诸阳之首，则汗见于头也。若遍身自汗出为热越。今热不得越而阳气上冲，津液上凑，故但头汗耳。夫里虚则不可下，内涸则不可汗。头既有汗，不可再汗也。盖阳明病脉洪数热甚，但头汗出到颈而还，渴饮水浆，小便不利，必发黄也，此因热不得越，用茵陈五苓散。若瘀血在内，小便利而大便黑，小腹满硬，头汗出者，为蓄血，桃仁承气汤，下尽黑物则愈也。往来寒热，胸胁痛，头汗出者，属少阳，小柴胡汤和之。太阳中湿发黄，小便难，渴欲饮水浆，头汗出者，茵陈五苓散，重则茵陈汤。阳明病烦渴饮水多，胸满、怔忡、头汗出者，为水结胸，五苓散利之。中湿欲面向火，亦汗出者，治在中湿条下。

凡头汗出，小便不利者，死。

凡关格不得尿屎，头汗出者，死。若元气下脱，额上汗出如贯珠不流者，死。与夫误下，湿家汗出额上而喘，小便难，大便利者，亦阳脱也，俱死证矣。

茵陈汤

太阳经药，治黄传经热症。

茵陈上　山栀中　滑石中　甘草下　加枳实中　黄连上

渴加天花粉、石膏；大便燥实加大黄。

大抵湿热发黄，利水窦为先，通开谷道为次，利水如皂角汁，黄从小便出，待清白为愈，黄自退矣。劫黄用瓜蒂散一字搐鼻，黄水出乃愈，须口中噙水，周身姜粗①擦，此法②甚良，水、灯心煎服。

茵陈蒿汤

治身热不大便而发黄者。

茵陈上　大黄上　山栀十四枚

量多少斟酌用。

五苓散

开太阳发热传经本条下。

治头出汗，小水不利或短赤，烦渴，饮水过多，下焦湿热结滞，及水结胸，脉来沉数，以利小水为先，惟汗多亡阳，津液枯竭者，以利小水为戒。若小便不利，见头汗出者，乃阳脱也。

凡头汗到颈而还，必发黄症也。

辨伤寒手足腋下汗出例第十八

伤寒潮热，手足心腋下溅溅汗者，此为实也。手足乃诸阳之本，热聚于胃则津液旁达于四肢，蕴热则燥屎谵语，手足汗出者，大承气汤下之。挟寒则水谷不化，手足冷汗出者，理中汤温之。是有承气、理中之不同也。阴毒寒证，手足额上冷汗出者，四逆汤温之。

辨伤寒身体痛例第十九

身体痛者，虽曰太阳表邪未解，又有温经发汗之不同。如

---

① 粗：薛贞本作"粗"，义胜。

② 法：薛贞本与嘉庆本均作"方"。

发热恶寒，头疼身体痛，脉浮紧无汗，属太阳表证，冬用麻黄汤发汗，余月冲和汤汗之；有汗脉浮缓，身体痛者，亦表证也，冬用桂枝汤，余月加减冲和汤。少阴身体痛，或吐利手足冷者，四逆汤。有阴证下利或呕吐，身体痛，发热，脉沉迟，先救里，用四逆汤；后救表，用桂枝汤。或阴证厥冷下利，脉沉，身体痛如被杖，呕逆者，茱萸四逆汤温之。阳证发汗后，身体痛，脉沉迟，桂枝芍药人参汤。一身尽痛，发热面黄，热结在里，小水自利，大便或秘，此为蓄血证，轻则犀角地黄汤，重则桃仁承气汤。大抵伤寒烦热身疼，即是热疼，汗出则解，医当识此；无热吐利身疼，即是虚寒，温之则愈，勿令误也。

凡风湿一身尽①痛，身重不可转侧，中湿亦身重而疼，俱小便不利，五苓散加羌活、苍术利之。霍乱则吐泻作而身体痛，脉沉者，桂枝汤。表里俱寒，则下利清谷，身疼痛，先救里，四逆汤；后救表，桂枝汤。又有劳倦亦身体疼痛，则脉虚用甚也，用补中益气汤加羌活、苍术、桂枝汤；不愈，又用人参养荣汤加羌活、桂枝、芍药。若身热自汗身疼痛者，属阳明有风也，用葛根解肌汤加羌活、防风、桂枝、芍药治之。有血虚发热，身疼痛，脉浮数无力者，用四物汤加羌活、知母、黄柏。痰证亦有身疼痛者，治在痰证类伤寒条下，故不录于此也。

辨伤寒②舌胎例第二十

舌胎者，若邪热在表而未入里，则无胎也。邪热在里则生胎刺。舌上津液③结搏，或黄或白或黑，或涩或滑，或生芒刺

---

① 身尽：原脱，据薛贞本补。

② 伤寒：原脱，据目录及薛贞本补。

③ 液：原脱，据薛贞本补。

之状。凡胎白而滑者，表邪犹未解也，宜葛根汤解之。若寒热往来，口苦而渴，脉弦，舌上白胎者，属少阳也，小柴胡加知母、天花粉、葛根去半夏。若舌胎黄而涩，此邪传里渐深也，宜小柴胡汤去半夏加天花粉、黄连、知母。若热聚于胃，舌上黄胎而燥渴饮水，表里俱热，人参白虎汤加黄连、天花粉、山栀、竹叶；若内实不大便者，谓胃承气汤下之。若舌上黑胎而燥，饮水不止，谵语，大便不通者，急用大承气汤下之。此火热亢极，反兼水化，故有此象。若证未全具，犹未可下，只用小柴胡汤去半夏，合白虎汤加黄连。若见热极饮水不止，舌上黑胎生芒刺，刮不去，易生刺者，难治。此热毒入深，十有九死，是肾水来克心火。乃阳热之胎，必舌燥裂，或肿或赤，或涩或黄或黑，或芒刺，或胎白，脉必沉数有力，口渴。盖舌者心之苗也，应南方火。鲜红湿者吉，热之故也；紫肿燥者凶，水克火也。又有阴寒证，水极反来克心火，亦生黑胎。辨其胎，必湿冷滑，不燥不涩，不渴不热，脉必沉细，足冷，又当四逆汤温之，此阴寒之胎也。脏结下利，舌上得胎者不治；热病口干舌黑者死；舌上如白胎者不治；丹田有热而胸中有寒，四者似胎未成之状。脏结脉阴阳俱紧，口中气出，唇口干燥，呕者小柴胡汤，痛者理中汤。踡卧足冷，鼻中涕出，舌上滑胎者，勿妄治也。到七八日已来，其人微热，手足温者，此为欲解。或八日以上反大热者，此难治。恶心，必欲呕也。腹中痛者，必欲利也。一切胎状，湿滑者易治，燥涩者难医。俱用薄荷水浸青布，于舌上洗净后，用生姜薄片蘸水，时时擦之，其胎自退。如夏月人病生黑胎者，因时火与邪火内外合而炎烧，故舌易生胎刺，不在必死之例，未可断言死证，尚有可生。冬月黑胎者难治。此不传之妙也。

辨伤寒动气例第二十一

凡病人有动气者，即气痛也。脏气不调，筑筑然跳动，随所主而形见于脐之左右上下也。其人必先痞气，而后感于伤寒。医人不知患者有痞积在内，妄施汗下之法，致动其气，故曰动气。凡治不可轻举之也。

若治伤寒，须问病人脐之上下左右有动气否，但言有此，以手按其处牢而若痛，筑筑动气者是也，便不可汗下。动气在左，若汗之则头眩，汗不止，筋惕肉瞤，先防风白术牡蛎汤，汗止则小建中汤。不可下，下之则腹内拘急，食不下，动气更剧。身虽热，反欲倦，先宜甘草干姜汤，后与小建中汤。动气在右不可汗，汗之则衄，心烦，饮水则吐，先宜五苓散，后与竹叶石膏汤。不可下，若下之津液枯竭，咽燥鼻干，头眩心悸，宜人参白虎汤加川芎。动气在上不可汗，汗之则气上动心，宜李根汤；不可下，下之则掌握热烦，身热汗自出，欲得水自灌^①也，宜竹叶汤。动气在下不可汗，汗之则无汗，心中大烦，骨节苦疼，目运恶寒，食则反吐，先宜大橘皮汤，后与小建中汤；不可下，下之则腹满下利清谷，心痞头眩，宜甘草泻心汤。可见伤寒以看外证为当者，盖不待脉可见，必待问证而可得也。又有肾脏之气内虚，水结不散，气与水搏，即发奔豚，以其走动冲突，如奔豚之状，皆不宜汗下，通宜理中加桂枝去白术。缘白术燥肾闭气，故去之；桂能泄奔豚，故加。然而独不言当脐有动气者，是可以不言而喻也。左右上下尚不宜汗，况中州乎？

---

① 濯（zhuó 浊）：洗。

李根汤

当归上　茯苓上　黄芩上　李根白皮上　桂枝中①　芍药中
甘草下　半夏下

用水、姜煎服。

橘皮汤

陈皮上　人参中　甘草下

用水、姜煎服。

动气俱②用理中汤去白术加桂枝。又一法，用柴胡桂③枝汤亦良。二法须看有热无热。

辨伤寒口渴例第二十二

渴者，里有热也，津液为热邪所耗，分六经治之。太阳标热在表则无渴；邪热入膀胱之本则烦渴，脉浮数，小便不利，五苓散利之，不可与白虎汤。太阳病发渴，表未解，心下有水气，小青龙去半夏加瓜蒌、天花粉。太阳病服桂枝汤，汗出后烦渴甚者白虎汤。太阳病身热恶风，手足温，胁痛而渴，小柴胡去半夏加天花粉。经云：太阳证无汗喜渴，忌白虎。凡阳明经病脉长而微洪，标热无汗而渴，葛根解肌汤。若阳明病传热于胃，本热，恶热自汗，面赤谵语，发渴饮水，脉洪数者，人参白虎汤加天花粉、黄连。若阳明本热内实，或蒸蒸内热，或潮热，大渴饮水不止，谵语，揭去衣被，或发斑黄，狂乱，或成大结胸，舌上燥胎，大便不通，脉沉数者，三承气汤，量轻重选用。若内热未实，且未可下，宜白虎汤合小柴胡去半夏加

① 桂枝中：原脱，据薛贞本补。
② 动气俱：原脱，据薛贞本补。
③ 柴胡桂：原脱，据薛贞本补。

天花粉、黄连。

若阳毒证目赤唇焦，鼻如烟煤，发黄狂乱，骂詈①叫喊，大渴饮水不止，舌胎干燥，内实或下利赤黄，脉大有力，三黄石膏汤或黑奴丸。大便不通，渴甚者，宜急下之，大承气汤。经云：阳明自汗而渴，戒五苓散利小水。恐津液枯竭，故戒也。

若少阳脉弦数，口苦咽干发热而渴者，小柴胡去半夏加天花粉、葛根。

若心烦喜呕而渴，胸满胁痛而渴，日晡潮热而渴，往来寒热而渴，俱属少阳，并用小柴胡去半夏加天花粉、黄连，渴甚加石膏、知母。凡先呕后渴，此为欲解，当与水解；先渴后呕，为水停心下，则为水结胸。下利喘咳等证，随证治之。

凡太阴虚寒自利则不渴。惟少阴舌干口燥而渴，有大便不通，谵语，脉沉实者，急下之，用大承气汤。厥阴热极，消渴能饮水，脉沉细，四肢微厥乍温，甚则大便不通，舌卷囊缩，谵妄者，急下之，用大承气汤。厥阴消渴，谓能饮水多而小便少，盖热能消水。若厥阴证热微厥亦微，四逆散；若厥深热亦深，消渴者，大承气汤下之。有少阴证口渴欲饮水不能饮，小便白色，脉沉足冷者，此下虚有寒，人参四逆汤温之。有阴毒下利，身如被杖，自汗厥逆，脉沉疾，烦渴，或腹痛、胸满、燥渴者，茱萸四逆汤温之，不可用凉剂；甚则唇青厥逆，舌卷囊缩，脉沉伏者，急灸关元、气海，蒸脐法，仍用姜附大剂以温之。又有阳证下利，脉数而渴者自愈，此渴因泻枯津液，故渴必自愈，泻止则不渴。不愈者必清血②，宜黄芩汤。阳证发

---

① 詈（lì厉）：骂。下同。

② 清血：即大便带血。清，通"圊"。圊，厕也，此处作动词用。

黄，头汗出，渴饮水浆者，茵陈五苓散；大便实者，茵陈汤。一切伤寒时气热病，欲饮水者，因内水枯竭，欲得外水自救，宜少与之，以全胃气，气和则愈。盖得水能和其胃气，汗出而解也。不可太过，若太过则水停心下，为水结胸、下利喘咳等证。

若全不与饮，则内水干燥，无由作汗，必加喘渴躁乱而死。

若病人饮水，必须令人以手摩揉心胸胁下，使水气行散不至①停蓄也。大渴舌干胎燥者，用薄荷捣，浸凉水，时时噙漱，以免干燥而渴。其杂证阴火动而渴者，用四物汤加黄柏、知母、天花粉、黄连。若中暑脉虚而渴，身热者，白虎汤加香薷、黄连、辰砂调服主调服②主之，方开各条不录。

辨伤寒口燥舌干例第二十三

舌干口燥者，因邪热聚胃，消耗津液，属正阳明胃腑病，乃胃汁干也，调胃承气汤下之。其少阴舌干口燥者，因内水枯竭，即热消肾汁干也，用大承气汤急下之。其少阳口苦干者，小柴胡汤加天花粉、干葛和之。阳明身热，背恶寒，口燥舌干者，白虎汤加人参。若脉沉，足冷，舌干胎燥者，多死。

辨伤寒吐血例第二十四

吐血者，口中出血也。诸阳受热，当汗失汗，使热毒入深，积蓄于脏，遂成吐血也。凡见眼闭目红，神昏语乱，眩冒迷妄，烦躁漱水，惊狂谵语，背冷足寒，四肢厥冷，心胸腹胁满痛，小水自利，大便黑者，皆瘀血证也。虽有多般，不必悉具，但

① 至：薛贞本与嘉庆本均作"致"。

② 主调服：疑衍。

见一二证，便作主张血证治之。初得此证，急宜用药。有蓄血上焦，嗽水不咽者，犀角地黄汤。若吐鲜血，血不止，燥渴者，黄连解毒汤加丹皮、生地，磨京墨吞下四生丸。若血结满硬而痛，燥渴者，桃仁承气汤，下尽黑物则愈矣。凡病神昏者多死。此证神昏亦宜速下，迟之亦杀人，切记，切记！

辨伤寒衄血例第二十五

衄血者，经络热盛，逆血妄行于鼻者为衄也。是虽热盛，邪犹在经，然亦不可发汗。以桂枝、麻黄治衄者，非治衄也，乃发散经中邪气耳。且衄固为欲解，其或头面汗出。若身无汗，及汗出不至足者，难治。太阳证衄血，乃服桂枝后至衄者，为欲解，犀角地黄汤。无汗而衄，脉浮紧，再与麻黄汤；有汗而衄，脉浮缓，再少与桂枝汤。此二者盖为浮脉而设也。鼻衄分点滴成流者，不须服药，少刻自解，当与水解。若滴点不成流者，邪犹在经，还须发散，用药无疑。经曰：夺血者无汗，夺汗者无血。俗人以血为红汗，厥有旨哉！若得衄而解者，邪之轻也。得衄不解者，邪之重也。太阳病口干鼻燥，脉浮紧，必衄血，黄芩汤。伤寒八九日不解，表证仍在，其人发烦，目瞑①，剧者必衄血，乃解。若不解，阳气重故也，宜汗之。衄家不可大发汗，汗之必额上陷，脉浮紧，直视不能眴②，不得眠，芍药地黄汤。阳明漱水不欲咽，必衄，犀角地黄汤。阳明口干鼻燥，脉浮数者，必衄，犀角地黄汤加干葛。脉来轻轻在皮肉之间，尺中浮，目睛晕黄，必衄，脉浮数者，口干鼻燥，

① 目瞑：闭眼。瞑，合目。
② 眴（xuàn 眩）：眼球转动。

必衄，并用犀角地黄汤。凡鼻衄无表证，脉不浮紧者，尚不可发汗，医当慎之。若衄而烦渴，饮水即吐，先宜五苓散①，次服竹叶石膏汤。凡衄血不止者，茅花汤加芩、连、京墨②，用劫法止之。若伤寒表证，衄血将解，不可用凉水及寒药止住，必成蓄血结胸难治，宜用犀角地黄汤加当归、红花，甚者加桃仁、大黄，下尽黑物则愈。少阴但厥无汗，强发之必动其血，必从口目鼻耳齐出者，名上厥下竭者，难治，当归四逆汤，仍灸太溪、三阴交、涌泉；一法，黑锡丹治之。若人虚衄血不止者，三黄补血汤加茅花、京墨及劫法甚良。一切诸失血证，脉沉小，身凉者生，脉浮大，身热者死。吐衄后脉微者易治，衄后复大热，脉反躁急者死。凡血得热则行，得冷则凝。血属南方丙丁火，见黑则止；肾属北方壬癸水，盖水能制火，故失血药中加墨则效也。若衄而头汗出，或身有汗不至足者，为难治矣。

黄芩芍药汤　即仲景黄芩汤，有加减法。

治吐血衄。

黄芩中　芍药中　甘草下　加生地　丹皮

水、姜、茅根汁磨京墨服。

三黄补血汤　有加减法。

治人虚吐衄血、下血，脉弱者。

熟地中　生地上　当归上　软柴胡上　白芍药中　升麻下
丹皮中　川芎中　黄芪下

虚人加麦门冬。内热加芩连。衄血不止加炒山栀。吐血不

---

① 苓散：原脱，据薛贞本补。
② 墨：原脱，据薛贞本补。

止加京墨。下血不止加地榆、黄柏。水煎，加茅根汁磨京墨调服。

犀角地黄汤　本方自有加减法。

治热盛衄血，及漱水不咽，及治汗下不解，邪气郁于经络，随气涌泄为衄血，或清道闭塞，流入胃中为衄血，或吐衄不尽，停蓄胸胁小腹中为蓄血。必小便自利，大便黑，是蓄血症也。用此方妙。

犀角上　生地中　芍药中　丹皮下　加当归　川芎

若活血加桃仁、红花。若止血，加黄连、山栀。止衄，加黄芩、茅花。破瘀血，加桃仁、大黄，用此者，恐桃仁承气太峻故也。如吐衄血甚不止者，用茅根、侧柏叶、藕三味捣汁，磨京墨入本汤调服即止；鼻衄不止者，外用劫法。用水纸搭在鼻冲，随用山栀炒黑色，牡蛎、龙骨火煅，京墨、百草霜共为细末，加血余烧灰各等分，用茅花水湿蘸药入鼻中即止，如无茅花，将纸捻钉锈水湿蘸前药末入鼻中，甚妙。

四生丸

治吐衄，血热盛妄行者。

生荷叶上　生柏叶中　生地黄中　生艾叶上

捣烂如鸡子大一丸，水煎服。

辨伤寒蓄血例第二十六

夫蓄血者，瘀血蓄结于内也。表证当汗不汗，瘀血在里，必血结也。大抵看伤寒，必察病人心下两胁小腹，以手按之则硬痛者，便当问其小便何如。若小水不利，乃水与气；若小便自利者，乃为蓄血也。经云：太阳病不解，热结膀胱，其人如狂，血自下者愈。若不愈，小腹急结痛者，用桃仁承气汤下之。

有表证者，先用桂枝汤以解外，后下尽瘀血为愈。又太阳病六七日，脉微沉，反不结胸，其人发狂者，以热在下焦，小腹当硬满，小便自利者，下血乃愈。所以然者，太阳随经瘀血在里故也，桃仁承气汤，下尽黑物乃愈。太阳病身黄脉沉细，小腹硬，小便不利者为无血也，小便自利者为有血也，宜桃仁承气汤下之。

又伤寒有热，小腹满，应小便不利，今反利者，为有血也，当下血为愈。

阳明病其人喜忘者，必有蓄血也。所以然者，内有瘀血，故令人喜忘也。屎虽硬，大便反见易，其色必黑，宜下血则愈。喜忘好忘，有所见而如狂也。若蓄血在上焦，胸中手不可近而痛者，犀角地黄汤。中脘手不可近，桃仁承气汤；脐下小腹，手不可近，抵当汤。盖伤寒蓄血，医多不识，若能识者，则唾手取效也。血未下，犀角地黄汤中加大黄、枳实、桃仁、红花、苏木。

桃仁承气汤　本方自有加减法。

治蓄血症。

桃仁　大黄　芒硝上　甘草下　桂枝中　加丹皮上　枳实中

外有热，加柴胡中。在上加桔梗中，苏木上。在下加牛膝中。两胁并小腹满痛者，加青皮中，川芎中、归尾上、芍药中。痛甚加延胡索、红花。血未下，加童便、姜汁少许。血症若头面身黄者，姜查①绵裹擦之，其黄自退矣。此汤用水煎至一钟，入大黄一二沸，再下芒硝一沸，热服取下黑物。

抵挡汤　本方自有加减法。

_____

① 查：同"渣"。

治下焦蓄血。

水蛭、大黄上　桃仁、虻虫中　加枳实　当归

有热加柴胡。水煎服。

辨伤寒呕吐例第二十七

呕者，声物俱有而出也；吐者，无声有物而顿出也。若有声无物为干呕也。较之轻重，则呕甚于吐矣。盖表邪传里，里气上逆则为呕也。大抵邪在半表半里则多呕。若初得病呕逆，呕哕清水，呕吐饮食者，宜加减藿香正气散，虚者人参养胃汤加香附、砂仁。若已发热者，十味芎苏散汗之，天寒少加麻黄、干葛。若有汗者不可汗，宜正气散去苏叶以和之。

凡阳明壮热，目痛鼻干，干呕无汗者，用葛根半夏生姜汤。太阳阳明合病，下利而呕者，用半夏葛根生姜汤。太阳少阳合病，下利而呕者，黄芩汤加半夏、生姜。凡食谷欲吐者，属阳明也①，吴茱萸汤。得汤反剧，属上焦也，用葛根半夏生姜汤。凡胸中有热、胃中有邪气，腹中痛，欲呕吐者，黄连汤主之。凡呕多者不可下，下之则利，利不止者死，利止者愈。故经云：呕多，虽有阳明病，不可攻之，攻之为逆，为其逆气尚未收敛为实也。

凡发热口苦，脉弦数而呕者，属少阳也。若心烦喜呕，胸胁满而呕，往来寒热而呕，日晡发热而呕，皆属少阳，并用小柴胡倍加半夏、生姜主之。热少去黄芩。口干加干葛，心烦喜睡加姜炒黄连。心下痞满加枳实。若潮热内实，不大便，呕不止，心下郁郁微烦者，大柴胡下之。凡呕吐胃家有热，脉弦数，

---

① 属阳明也：薛贞本作"属阳明胃寒故也"。

口若①烦渴；胃有寒，脉弦迟，逆冷不食；有水气，先渴后呕，腹满怔忡；有脓血，喉中腥气，奔逆上冲，不须治之，呕脓尽为愈。此四者不可不辨也。

凡太阴腹满，水谷不下，或腹痛呕吐，脉沉迟，理中汤加半夏、陈皮、厚朴、藿香、生姜之类。寒甚加附子。凡少阴饮食入口即吐，心下兀兀欲吐②，复不能吐，手足寒，脉沉细者，四逆汤加半夏、生姜、陈皮之类。

凡厥阴呕吐涎沫，逆冷，脉沉微者，茱萸四逆汤加半夏、生姜、陈皮、厚朴之类。

若膈上有寒饮，干呕吐涎沫，四逆汤。

若吐利手足逆冷烦躁甚者，茱萸四逆汤。少阴欲吐不吐，但欲寐，五六日利而渴，小便色白，四逆加生姜。

若似呕似哕似喘，心下愦愦③无奈，大橘皮汤。

若汗下后，关脉迟缓而吐为胃寒，理中汤，甚者加附子。

若吐后水浆④不入口者，为呕逆，半夏茯苓汤。病瘥后，虚烦呕吐，竹叶石膏汤加生姜、陈皮。清呕吐，谷不下，小半夏汤。

凡呕吐脉滑数或洪大发热者，茅根汤。

若三阳发热而呕，通用小柴胡汤加陈皮、生姜。

凡先呕后渴，此为欲解，宜与水解。

凡先渴后呕为水停心下，宜茯苓半夏汤加陈皮、生姜。小便不利者，五苓散；有水气或咳或悸，身痛自利，真武汤去附

---

① 若：据文义当为"苦"字。
② 兀兀欲吐：形容欲呕吐的样子。兀兀，昏沉貌。
③ 愦愦：形容心中烦乱不安之状。下同。
④ 浆：原作"药"，据薛贞本改。

子加陈皮、生姜。

凡病后余热在胃口，虚羸少气，呕逆欲吐者，竹叶石膏汤。

若胃中有痰热而呕者，橘皮竹茹汤加姜炒黄连、山栀。

凡胃寒呕吐不止者，藿香安胃汤合理中汤主之，甚者加丁、附。

凡胃热呕吐不止者，用小柴胡加竹茹、干葛、陈皮、姜炒黄连、山栀、石膏主之。

凡胃实呕吐者，用香砂平胃散去甘草加枳实、青皮主之。

胃寒胫冷面浮者，尻骨痛。

胃热烦渴，颊痛，口干不合。

胃实则右关脉实，胃虚则右关脉虚。

若呕而脉弱，小便复利，身有微热，见厥者难治，四逆汤加生姜主之。

若下利无脉，干呕烦者，白虎汤①加猪胆汁主之。

其痰呕吐不止，用二陈加姜汁炒黄连、栀子、干姜主之。

凡治呕吐不可缺生姜。姜乃呕家之圣药。呕家不喜甘甜之物，盖甘能发呕故也。一切呕吐不止者，各汤中俱加姜汁调服，随用生姜嚼之过药，不可用枣子甜物。服药徐徐服之，忌不可急。

止呕吐劫法

凡呕吐不止，用炒粳米一撮，入各药中同煎，后加生姜自然汁传送，随用竹管重纳内关，其呕即止，此为良法。惟胃实呕吐不可用粳米，恐反助其邪气。

① 白虎汤：当为“白通汤”。《伤寒论》中有白通汤加猪胆汁，主治少阴病阴盛格阳证，取白通汤回阳救逆，取猪胆汁反佐。

凡热药凉服，寒药热服，中和之剂温而服之可也。

加减藿香正气散　本方自有加减法。

治中寒呕吐，胸腹满闷，或鼻塞头痛者，发热憎寒。

藿香上　厚朴中　陈皮下　甘草下　半夏下　白术下　茯苓中
苏叶上　干姜下

头痛加川芎、白芷。腹痛加炒芍药、木香、砂仁。口干加
干葛。胸腹满加枳壳、桔梗。心下满加枳实、青皮。宿食不消
加草果、山楂、香附。酒食不化加砂仁。呕吐不止加姜汁。头
疼加细辛。表有热加柴胡、干葛。表有寒加桂枝。水、姜煎服。

吴茱萸汤　即吴茱萸生姜汤　本方自有加减法。

治厥阴吐涎沫，及治食谷欲呕者。

吴茱萸下　人参中　加干姜　陈皮

寒甚加附子、丁香。呕吐不止，加半夏、姜汁。

理中汤　本方自有加减法。

治太阴呕吐腹痛，太阴经药，直中阴经。

人参中　干姜上　白术中　甘草下　加陈皮　半夏　厚朴
砂仁

胃寒甚，加丁、附、桂，水煎，磨木香、姜汁温服；若积
冷腹满疼，加陈皮、青皮，名治中汤。

藿香安胃汤　本方自有加减法。

治胃寒呕吐不止者。

藿香上　半夏下　陈皮中　白术中　甘草下　茯苓中　干
姜中

呕吐不止加姜汁，寒甚，加丁、附、桂。水、姜煎服。

黄连汤

治胸中有热，胃中有邪，腹中痛，欲呕吐者。

黄连上　甘草下　干姜下　桂枝下　人参中　半夏下　加木香

水煎服。

茯苓半夏汤

治心下有水，呕吐哕者。

茯苓上　半夏下　生姜下　陈皮　厚朴

水、姜煎服。

橘皮竹茹汤　有加减法。

治胃虚有痰、有热，呕吐、烦躁者。

白术下　人参中　茯苓中　竹茹上　炙甘草中　陈皮上　加半夏　生姜

心烦加姜汁炒黄连、山栀。心下痞加枳实。表热口渴加软柴胡、干葛。水、姜煎服。

人参养胃汤

治胃虚呕吐不止者，外感风寒，内伤生冷，不问风寒二症，夹食停痰并治之。

人参上　茯苓上　半夏下　厚朴中　陈皮中　藿香中　草果中　甘草下　加白术中　干姜中　砂仁

水、姜煎，入姜汁服之。

茱萸四逆汤　去茱萸即四逆汤。

治呕吐涎沫及吐利，逆冷烦躁，脉沉者。

茱萸上　附子中　干姜中　甘草下

胃虚寒加丁香、人参、白术、陈皮，水、姜煎，入姜汁温服。

干葛半夏生姜汤

治阳明壮热，目痛鼻干，呕吐及治太阳、阳明合病，下利呕吐。又治得汤反剧，乃属上焦呕吐。

干葛上　半夏中　生姜下　加陈皮　茯苓

水、姜煎，入姜汁温服。

大橘皮汤

治似哕、似喘、似呕，心下愦愦无奈者，开前条不录。

陈皮上　人参中　甘草下

水、姜煎服

辨伤寒干呕例第二十八

干呕者，但呕而无物也。大抵热在胃脘，与谷气并，热气上熏，心下痞结则有此证。太阳汗出干呕，桂枝汤主之，自汗也。少阴下利干呕，姜附汤主之，下利也。厥阴吐涎沫干呕，吴茱萸汤主之，涎沫也。邪去呕则止。又有水气二证，又当以表里别之。伤寒表不解，心下有水气，身微热，干呕微喘，或自利，小青龙汤。不发热，不恶寒，胁痛，咳而利，干呕者，十枣汤。膈上有寒饮，干呕，属少阴，四逆汤。胃热烦渴，干呕者，小柴胡加姜汁炒黄连、山栀、陈皮。口苦脉弦数，身热而呕者，属少阳也，小柴胡加减治之。

姜附汤　有加减法。

干姜　附子　甘草　加陈皮　半夏

寒甚加丁、附。水、姜煎服。

少阴下利，干呕脉微，白通汤主之。下利不止，干呕而烦，厥逆无脉，白通加猪胆汁汤。干呕，吐痰沫，头痛，吴茱萸汤。得此汤反剧者，与小柴胡汤。干呕自利，黄芩汤、半夏生姜汤。

太阳中风，阳浮阴弱自汗，恶风寒发热，鼻鸣干呕者，桂枝汤。干呕哕，若手足厥者，橘皮汤。

辨伤寒哕例噫气第二十九

哕者，气忤也。忤，敌也，即干呕之甚，其声浊恶而长，呕则声短而小。呕为轻，哕为重，皆有声而无物出。经云：木衰者枝叶枯落，病深者其声哕。其人本虚，攻其热则哕；或因汗下太过，胃中虚寒则哕；或恣饮冷水，水寒相搏则哕。此胃中虚寒故也，理中汤主之，甚者加丁、附。经曰：脉滑则哕。此为医家责虚取实之过也。又有热气郁塞，上下不通而哕，轻则和解之、疏引之，甚则温散之。哕则腹满，当看何部不利：前部不利者，五苓散加青皮、木通；后部不利者，大承气汤。人虚脉弱者，用大柴胡、小承气或蜜导法。若口苦、脉弦数、烦热而呕者，小柴胡加陈皮、竹茹和之，渴加知母、连、栀。哕而手足冷者，小橘皮汤加姜、附，哕而烦者，橘皮竹茹汤。哕而有郁热在胃中者，加味竹茹汤。哕不止者，干姜橘皮汤加半夏、附子。温病有热，暴饮水作哕，茅根干葛汤。温病胃寒变哕，茅根橘皮汤。凡病后胃虚冷，脉沉迟而哕者，理中汤加丁香、附子。又有初病阴寒入胃，无热不渴，便作虚哕，或有清水而哕不止，脉沉迟者，用姜附理中汤加藿香、陈皮、半夏、姜汁。又有真阴证初起，无热，恶寒，厥冷，踡卧，脉沉细作哕者，用四逆汤加丁香、陈皮、吴茱萸、半夏温之。有生冷饮食，伤在胃口，作哕不止，用藿香安胃汤加丁香、砂仁、香附，甚者加附子、姜汁。又有阴虚火动而哕者，用四物汤加黄柏、知母、栀、连，佐以姜汁、竹沥。大抵病后哕呕；或久病胃虚不食呕哕，足冷，脉微迟；及哕家不屎者，皆难治也。其噫气者，胸中气不交通也。寒气客胃，厥逆上行，复出于胃，故噫气也，理中汤加陈皮、香附、丁香、半夏温之。伤寒汗下后不解，心下痞，噫气者，旋覆代赭汤主之。

小橘皮汤

陈皮　生姜　加半夏　茯苓　厚朴　甚者加干姜

水、姜煎服。

旋覆代赭汤　有加减法。

治心下痞，噫气不除者。

旋复花　人参　代赭石　半夏　甘草　生姜　加枳实

内有热加黄连，外有热加柴胡，噫气加砂仁。水、姜煎服。

加味竹茹汤　有加减法。

治胃病痰热呕哕者。

橘皮上　半夏中　茯苓中　甘草下　竹茹上　黄连中　干葛上

心下满，加枳实。胸腹满，加枳壳、桔梗。胁满，加青皮。外有热，加柴胡。有痰嗽，加杏仁、五味。水、姜煎服。

茅根干葛汤

治温病有热，饮冷变哕者。

茅根上　干葛上　加半夏　姜汁下

水、姜煎服。

六君子汤　本方自有加减法。

治胃虚呕哕不止者。

人参　白术　茯苓　甘草　砂仁　陈皮

有痰加半夏；内有寒，加干姜；外有热，加姜炒黄连。水、姜煎服。

卷之三

辨伤寒呃逆例第一

夫呃逆者，俗谓呃忒①是也。才发声于咽喉则遽②止，轧轧然连续数声，其声短促不长。古谓之哕，非也。哕与干呕无异，但其声浊恶而长，比之呃忒大有径庭矣！若将呃逆紊③为哕与咳逆，误人尤多。然呃逆有因胃中实热失下而作；有因胃中痰饮而作；有因服寒凉之药过多，胃中虚冷而作，且其气皆从胃中起，至胸嗌④之间而为呃忒矣。胃热失下，大便不通者，承气汤下之；便软者，以泻心汤主之；有潮热，小柴胡汤；胃虚有热者，橘皮竹茹汤主之；有痰饮者，橘皮半夏生姜汤主之，加茯苓、枳实、陈皮、桔梗；若胃冷者，橘皮干姜汤主之，甚者，丁附理中汤加吴茱萸主之；若过服寒凉药多，胃寒呃忒者，丁附理中汤加吴茱萸、木香、姜汁主之。凡其气自脐下直冲于胸嗌间呃忒者，此阴证呃忒也，其病不在胃矣。其病下虚，内伏阴火，或误服寒药，遂至冷极于下，迫其相火上冲，卒集于胸中而为呃忒，亦欲尽也。病人烦躁，自觉甚热⑤，他人以手按其肌肤则冷，此为无根失守之火，散乱为热，非实热也，乃水极反似火，阴证类似阳也。若不识此，误用凉药，下咽即死。

---

① 呃忒：即呃逆。下同。

② 遽：立即，马上。

③ 紊：此处指错误地。

④ 嗌：咽喉。

⑤ 甚热：薛贞本、嘉庆本作均"热甚"。

当用羌活附子汤加官桂、人参、木香、陈皮、半夏、砂仁，急温其下，令其阳回阴火降，呃忒乃止也。若阴证及因胃寒，呃忒不止者，外用乳香硫黄散嗅法，内用丁香柿蒂散服之则止；再灸期门、中脘、气海、关元，此良法也。但手足温暖，脉重者为有生矣。又有瘀血而疙①，瘀有形之物也，壅塞其间而呃，虽柿蒂亦不应。

泻心汤

治胃热呃逆而便软者。

半夏下　黄芩中　干姜下　人参下　黄连上　甘草下　加茯苓　陈皮

水、姜煎服。

加味小柴胡汤　本方自有加减法②。

治阳证口苦，脉弦，发热呃忒者，或潮热呃忒者。

软柴胡上　黄芩中　半夏下　炙甘草下　人参中

心下痞加枳实、黄连。渴加天花粉、知母。心烦加姜汁、黄连。

水、姜煎温服。

橘皮半夏生姜汤　本方自有加减法③。

治伏痰饮呃忒者。

陈皮　半夏　生姜　加茯苓　枳实　桔梗　砂仁

心烦加姜汁、黄连。

水、姜煎加姜汁服。

羌活附子汤

---

① 疙：梗阻。

② 本方自有加减法：原脱，据薛贞本补。

③ 本方自有加减法：原脱，据薛贞本补。

治阴证寒极呕逆呃忒者。

羌活上　附子上　茴香中　丁香中　干姜下

甚者加吴茱萸、官桂、砂仁、人参、陈皮。寒气逆上加沉香。腹中痛加良姜。水、姜煎，磨木香、姜汁温服之。

丁香理中汤　本方自有加减法①。

治胃寒呃逆，及治服寒凉药过多伤胃呃忒者。

丁香上　附子中　姜中　人参中　白术中　甘草下　加吴茱萸官桂中　砂仁中　陈皮中

甚者加良姜；冷气逆上者加沉香。

水、姜煎，磨木香、姜汁温服。

橘皮干姜汤

治胃中虚寒呃逆者。

橘皮　干姜　加半夏　白术　砂仁　人参

寒重不止者，用前丁附理中汤甚良。

乳香硫黄散

治阴寒呃忒不止者用此劫法。

乳香　硫黄　艾各二钱

为细末，用好酒一盅，煎数沸，乘热气使病人鼻嗅之，外用捣生姜擦胸前最效。

丁香柿蒂散

治阴证呃逆，及胸中虚寒呃逆不止者。

丁香　柿蒂各一钱五分　茴香　干姜　良姜　陈皮各一钱

各为细末用热姜汤调下。未止宜再服。

灸期门法。

---

① 本方自有加减法：原脱，据薛贞本补。

妇人屈乳头向下尽处，骨间动脉是穴；男女乳小者，以手一指为率，陷中动脉是穴。男左女右，灸三五壮。

辨伤寒胸胁满例第二

胸胁满者，胸满乃腹间气塞满闷，非心下满也。胁满者，胁肋胀满，非腹中满也。盖表邪传里，必先胸，以至腹，入胃，是以胸满多带表证，宜微汗；胁满多在半表半里之间，宜和解之。又有邪热或痰食结在胸中为实者，必须涌吐之也。伤寒胸满心烦者，柴胡陷胸汤。胁下硬，加青皮、牡蛎粉。往来寒热，胸胁满者，小柴胡加桂、白芍药。胁下痛，加青皮、川芎、木香。若胸中痞气满闷，小柴胡加枳、桔；未效加瓜蒌、黄连；渴，去半夏加贝母、干葛；渴甚加天花粉。治痞满，须用枳壳、桔梗为要药。经云：病人手足冷，脉乍紧，邪结在心中，心下满而烦，饥不能食，病在胸中，宜吐之。又寸脉微浮或伏，胸中痞硬，气上冲咽喉，不得息，此为胸中有寒者，宜吐之。有痰实结胸中者，亦吐之，用瓜蒂散。若胸胁不快，腹满闷，唇青手足冷，脉沉细，少情绪，或腹痛欲呕者，此因生冷伤于太阴脾土，用理中汤去参、术加砂仁、枳壳、木香；内寒甚者加丁、附；兼有外感寒者用五积散加减治之。大抵枳壳泻至高之气，枳实泻至低之气。故心之上，胸之分，枳壳泻之；心之下，胃之分，枳实泻之。瓜蒌仁能泻肺，洗涤胸中痰垢之要药，故胸满而烦者加之。外用生姜捣粗去汁，炒热揉熨胸胁。大抵阳证不可大①热，绢包渐渐揉熨胸胁。或痰、或气、或满、或痛、或硬、或食、或寒，俱用此法，以辛散之，自然宽矣。若误服

---

① 大：薛贞本作"太"。

寒凉药过多，反成寒实结胸，胀满不通，汤药不入者，又当用姜、附、丁、桂，以温开之；及中寒邪结胸胁间，与此治法同。

辨伤寒结胸例第三

结胸痞气，虽开前条，恐论未尽，故再明之。盖结胸者，缘太阳证自汗，当服桂枝汤散其邪。误用承气下之，表邪乘虚内陷，结于心胸间，反成真结胸也，当分轻重治之。未经下者，非结胸也，乃表邪传至胸中，未入乎腑，证虽满闷，尚为在表，正属少阳部分，只须小柴胡加枳、桔以治其闷；如未效，以小陷胸合小柴胡去半夏，一服如神，世俗皆不知其妙。若真结胸，不按自痛，连脐腹硬，手不可近，大热大渴者，名大结胸，用大陷胸汤；若按之方痛，心下硬，名小结胸，用小陷胸汤。若懊忱发热烦渴，心下痛硬，大便秘，昏闷，名热结胸，少与大陷胸汤加黄连。若懊忱满闷，身无热，口不渴者，名寒结胸，用枳实理中汤，重则三物白散。若心下怔忡，头汗出，无大热，先渴后闷痛，揉之有声汩汩者，名水结胸，用半夏茯苓汤。伤寒阳证吐衄血不尽，蓄在上焦，胸腹胀满硬痛，身热漱水不咽，喜忘如狂，大便黑，小便利，名血结胸，用犀角地黄汤。又有食结、支结、微结、痰结，治各不同，要在明辨治之。凡结胸证悉具，烦躁者死。结胸脉浮大者不可下，下之则死。阳明病心下硬满不可下，下之利不止者死。此邪气自表传里，全未为实，宜吐之。凡结胸有兼发黄发斑，有兼发狂或呃忒者最重，但脉微细沉小而手足冷者，皆难治也。若脉沉紧、沉滑、沉实或数大有力，乃可攻之。一切结胸证，先理其气，用枳壳、桔梗以宽之；外用姜滓揉熨法甚良。其食结，开在食积条下。

大陷胸汤

治大热大陷胸证，不按自痛，口燥渴者。

大黄　芒硝　甘遂

用水二盅，煎至八分，入芒硝一二沸，去粗，入甘遂末和匀温服，如人行十里时大便，以利为度，勿再服，不利宜再服。

凡热甚如大结胸，石硬而痛者，及结胸项强如柔痓，下之则和。

大陷胸丸

大黄三钱　葶苈子一钱炒　杏仁二钱　芒硝二钱五分

先将大黄、葶苈为细末后，入芒硝、杏仁共研成膏，入甘遂末。人壮用一分，弱者半分，研匀入白蜜，丸如弹子大，每服一丸，用水一盅煎至六分，服过一宿，大便乃利。如不利，再服一丸。须连粗服之不可去粗也。

小陷胸汤　本方自有加减法①。

治小结胸按之则痛者。

黄连上　半夏下　瓜蒌中　生姜下

发热、潮热、寒热加柴胡三钱。热甚加黄芩。口渴加天花粉、干葛，去半夏。干呕用陈皮。胸内闷加枳壳、桔梗。心下痛加枳实、黄连。小便少加茯苓。有痰加杏仁、五味子。心中烦热加山栀。

水、姜煎服。

加味柴胡桂枝汤

治发热微恶寒，肢节疼痛，微呕，心下支满闷者。

柴胡上　黄芩中　半夏下　人参中　甘草下　桂枝中　枳实中

黄连上　加桔梗　瓜蒌仁

---

①　本方自有加减法：原脱，据薛贞本补。

水、姜煎服。

柴胡桂枝汤

治伤寒五六日，或已发热而复下之后，胸胁满微结，小便不利，渴而不呕，头汗出，或往来寒热，心烦者，此为未解也。

柴胡　黄芩　桂枝　干姜　瓜蒌根　牡蛎粉　甘草

心下痞硬加枳实，煎法如前。

柴胡枳桔汤　本方自有加减法①。

治发热小结胸，脉弦数，口苦，心下硬痛，胸中满硬，或胁下满硬而发热者，或日晡潮热，或往来寒热，或耳聋目眩，或心烦而呕，或痰热烦渴并治。

柴胡上　黄芩中　半夏中　甘草下　枳壳中　桔梗中　瓜蒌仁上

有痰加陈皮。心下痞满硬加枳实。渴加天花粉。烦热加黄连、山栀。

水、姜煎服。

枳实理中汤　本方自有加减法②。

治寒热结胸，心下满闷，按之痛者，及胃口着寒，伤生冷者。

枳实中　干姜中　人参中　白术中　甘草下　加砂仁　桔梗　陈皮　厚朴。

有寒甚加熟附。生冷饮食胃口着寒加草果、丁香。有寒痰加半夏。水、姜煎服。仍用生姜二三两捣粗，擦胸中为要。

三物白散

---

① 本方自有加减法：原脱，据薛贞本补。
② 本方自有加减法：原脱，据薛贞本补。

治寒实结胸并水结，姜枳擦胸中心上为妙。

桔梗二钱　贝母一钱　巴豆一钱，另研

上将二味为细末，入巴豆研匀，以白汤调下，壮人五分，弱人二分半服下。

病在膈上则吐，膈下则泻，如服之不吐利，以热稀粥一盏饮之，则吐利，如末动，宜再服三分，助其药力，如吐利不止，进冷稀粥一盏止之。

茯苓半夏汤

治水结胸，但头汗出，心下满，揉之汩汩有声者是也。

茯苓上　半夏中　枳实中　桔梗下　厚朴中　大腹皮下　木通　苍术上　陈皮中

如小便不利用五苓散利之，若水结大便实者以大陷胸汤利之。

加味二陈汤

治痰实结胸，喘咳，胸胁满痛，作寒热，脉洪滑，心烦渴者。

茯苓上　半夏中　陈皮下　枳实中　甘草下　桔梗中　杏仁中　贝母下　瓜蒌仁中　黄连中

胸腹满加砂仁去甘草。痰渴去半夏加知母、天花粉。嗽加五味。喘加桑皮、苏子。胁满加青皮、白芥子、木香。有热痰结加柴、芩、竹沥、姜汁少许去半夏。有寒痰结加干姜、姜汁，去贝母、黄连。风痰结加南星、竹沥、姜汁。火痰加栀子、黄芩、竹沥、姜汁少许，去半夏。其火痰即红痰，乃上焦火郁而发也。

水、姜煎服。

大抵痰结症，需用导痰，以鹅毛桐油皂荚末，入喉中探吐，痰出为愈。设或咳吐不出，身热喘急满闷，喉中漉漉有声，如水车响者，此名肺家独喘，难治也。

大抵伤寒阳毒热实，大结胸药下虽通，其结胸硬痛不软，喘急身热而燥渴，狂乱不安，取白颈活地龙四条，水洗净，入砂盆内研如泥，加生姜汁二匙。生薄荷①捣汁二匙，如无，用干薄荷煎浓汁二匙亦可，再入片脑一分，牛黄一分，辰砂一分，研匀，更用井泉水半盏调前汁，徐徐灌下令尽。良久，渐渐觉寒战，后稳睡一顿饭时，外用生姜粗揉法，当安睡有汗则愈，若服下一时不应，须再服，神效矣。

一切寒结、热结、水结、食结、痞结、痰结、支结、大小结、胸痞气结者，俱用生姜捣烂如泥，去汁取渣，炒热绢包，渐渐揉熨心胸胁下，其满痛豁然自愈，如姜粗冷，再入姜汁再炒，再熨揉之，以愈为效。唯热结用冷姜粗再入揉之，不可炒热，医当慎之。

又有伤寒衄血将解未尽，或热极吐血不尽，庸医又不知，遂用寒凉之剂止住其衄，血留结于心胸之分，故满痛而成血结胸也，用加味犀角地黄汤。

加味犀角地黄汤

治阳证将解，衄血不尽，或阳热已深，吐血不尽，留在上焦为痰血结胸，手不可近，但漱水不欲咽，喜忘如狂，大便黑、小便自利是也。

犀角上　牡丹皮中　生地上　大黄中　赤芍中

水煎温服。

如血未下，加桃仁、红花、枳实。妇人热入血室，身凉，

---

① 荷：原作"苛"，据薛贞本改。

胸胁满如结胸状，谵语者，以小柴胡加生地、红花，再刺期门穴，随其实而泻之。

辨伤寒心下痞例第四

痞者，太阳证，当服麻黄汤发汗，而误用承气下之而成痞满，此因虚邪留滞，若欲下之，必待表症罢而后可，宜用柴胡枳桔汤。如恶寒、汗出、痞满者，附子泻心汤；服后小便不利者，五苓散。表未解，心下满闷者，名支结，柴胡桂枝汤。如热甚而痞者，大黄黄连泻心汤；如冷热偏胜者，附子泻心汤；寒多热少者，半夏泻心汤。要知泻心非泻心火之热，乃泻心下之痞满也，谓气郁不通泰故也。若下早而成者，则表邪乘虚内陷，结于心胸间，但满而不痛者为痞气。若不因下早而为痞者，乃表邪传至胸中，未入乎腑，证虽满闷，尚为在表，只用小柴胡枳桔汤；未效，只以小柴胡合小陷胸汤如神效。其痰结、气结、水结、食结，开各条不录。

半夏泻心汤　本方自有加减法①。

治伤寒误下早，遂为心下痞，满硬而不痛者。

半夏中　黄芩中　黄连上　干姜中　人参中　甘草下

若发热潮热并加柴胡，渴加干葛，半夏少用。小便少加赤茯苓。呕加陈皮、生姜。心下满加枳实。大便利加白术、茯苓，去枳实、黄芩，加白芍药。

水、姜煎服。

甘草泻心汤

治伤寒下利日数行，谷不化，腹中雷鸣，心下硬满，干呕，

---

① 本方自有加减法：原脱，据薛贞本补。

心烦不得安，此非结热，乃胃空虚，寒气上逆，故使硬也。

炙甘草下　干姜下　半夏下　黄芩中　黄连下　人参中

水、姜、枣煎服。

大黄黄连泻心汤

治伤寒心下痞，按之硬，关脉浮，内实热盛，不大便者。

大黄中　黄连　黄芩中

上用麻黄沸汤一盅渍之，以物盖定，须臾，去粗热服，煎麻黄沸汤渍服者，取其气薄而退虚热也。

附子泻心汤

治心下痞而复恶寒汗出者。

大黄中　黄连中　黄芩中　附子下

水一盅煎半盅，用百沸汤一盅，乘热渍之一时许，绞出粗，入附子温服。

五苓散开别条

治心下痞满，服泻心汤痞不解，口渴烦躁，小便不利者用之。

十枣汤

治伤寒身热汗出，发作有时，头痛，心下痞硬满，引胁下痛，干呕短气，汗出，不恶寒，此表解里未和也。

芫花五分　甘遂一分　大戟一分

右为细末，用大枣十枚，以水一盅煎至半盅，去枣，将汤调药末，壮人五分，弱人二分半，若大便利，水下，勿服，以冷稀粥补之。

柴胡枳桔汤

大抵发热，胸中痞满者，小柴胡加枳壳、桔梗以利之。若心下痞满者加枳实、黄连以泻之。心烦，胸满有痰者，加瓜蒌、橘红以消之。

旋覆代赭汤

治心痞，噫气不除，开前条不录。

旋复花　代赭石　人参　甘草　半夏　生姜　枳实　砂仁

桂枝人参汤

治协热下利，心下痞硬，表里不解者。

桂枝上　甘草下　白术中　人参中　干姜中

凡治痞，若脉浮紧，无汗恶寒者，此表未解也，宜汗之。脉缓恶风有汗者，桂枝汤和之，待表解方可攻里也。

水、姜煎服。

瓜蒂散

治寸口脉微浮，胸中痞硬，气上冲咽喉部，不得息者，此胸中有寒也。

瓜蒂一钱半炒黄　赤小豆一钱五分

二味研末和匀，每服一钱，以香豉一合，水一盏，煎至七分，去粗调下药，取吐为度。如不吐宜再服，其亡血家，并人弱脉虚者不可用此。

枳实理中汤

治中气虚寒，不能运化，气滞不通，或伤食不化痞满者，开前条。

木香理中汤

治不因下早而心下痞满，按之软，乃气痞也。

陈皮下　半夏下　甘草下　木香下　白术中　砂仁上　枳实中　青皮中

气痞大便秘实，加槟榔、大黄；有烦热加姜炒黄连，水、姜煎服。

凡一切痞气即用枳壳片入盐炒，或麸皮炒热，用布包，揉熨软快为效，如不效，用炒姜租绢包热熨，甚效甚速。

辨伤寒自利例第五

伤寒自利者，不因攻下而自泻利，俗呼漏底伤寒是也。盖下利者，有协热、协寒之别，要在明辨治之。夫伤寒下利，多责于热。热邪传里，里虚协热，亦为下利。杂病下利，多责于寒。伤寒，三阳下利身热，太阴下利手足温，少阴厥阴下利身凉无热，此其大概耳。要知泻青白为寒，泻黄赤黑为热。大抵泻利，如小便清白不涩，大便青，完谷不变，有如骛溏①；或吐利腥秽，小便澄清，口不燥渴，其脉沉细无力，或迟或微或伏；或身虽发热，手足厥冷，或恶寒踡卧，皆属寒也；若渴饮水浆，口中干燥，小便或赤或黄或涩或不利，大便利下之物，皆如垢腻之状，其色或黄或赤或黑，去后皆热臭气，暖如汤，后重如滞，其脉多数，或浮有力，或涩或弦或洪或实，此皆属热也。亦有邪热不杀物消化者，但脉数而身热，口燥渴而小便赤黄或涩，以此别之。夫寒因寒中脏腑，热因热邪传里，表因胃受风邪，木来侮土，故令暴下。或温或攻，或固下焦，或利小便，随证施治。但凡下利，切不宜发汗。若汗之，使邪气内攻，复泄其津液，胃气转虚，必成胀满也。当先治利，利止内实，正气得复，邪气自解，则微汗出而愈。盖下利为内虚，若发其汗，则内外俱虚，变证出矣。若夫下利谵语，目直视者；下利厥逆，烦躁不眠者；下利发热，厥逆自汗者；下利厥冷无脉者，灸之不温，脉不出者；下利一日十数行，脉反实者；下

① 骛（wù 务）溏：大便如鸭便般稀薄。骛，鸭。

利脉弦大，热不止者；五者之中最急也。盖五脏气俱绝，利不止；六腑气俱绝，手足寒，此诚言也。太阳与阳明合病，必自下利，葛根汤。其脉浮而长，太阳证误下早，利遂不止，脉促者，表未解也，喘而汗出，葛根黄芩黄连汤。太阳与少阳合病，必自下利者，黄芩汤。其脉浮而弦，阳明与少阳合病，必自下利。其脉弦长而滑，乃有宿滞也，宜小承气汤下之。太阳证未解而误下之，遂协热利，心下痞硬，表里未解，人参桂枝汤。凡下利烦热而渴，小便不利者，五苓散。内热心烦加炒黄连，腹痛加炒芍药。阳明下利，心烦不得眠，小便不利者，猪苓汤。下利，热甚饮水，下重者，白头翁汤。下利脉滑而数者，有宿食也，小承气汤。下利谵语者，有燥屎也，小承气汤。下利，更心烦，心下满而按之软者，虚也，栀子豉汤。凡湿热水泻注下，小便不利而口渴者，五苓散加滑石、木通、车前，腹痛加炒芍药。凡内虚胃热，烦渴泻利，脉弱者，七味人参白术散。若发热者，用参胡三白汤去黄芩加炒黄连。凡下利纯清水，心下硬痛，口中燥渴，脉沉实有力者，急下之，大承气汤。此利乃自饮汤药而利，是旁流粪水，自有燥屎结实在内，非寒而利也。凡协热则利下赤黄，肠垢腻者脐下必热，黄芩汤。热毒入胃下利，赤黄垢腻者，黄芩汤。协热下利不止，三黄熟艾汤。已上皆阳证之下利也。

太阴下利而不渴，脉沉者，理中汤，寒甚脉细加附子。若腹满小便不利者，五苓散合理中汤，若呕加藿香、半夏、生姜。湿多而泻不止者倍加苍白术。如腹胀加厚朴。腹痛加炒芍药及肉桂、木香以温之也。少阴自利而渴，小便色白者，虚故引水自救，下虚有寒，故便色白也，附子汤治之。凡泄利下重四逆者，四逆散，脉沉者加附子。凡伤寒四五日腹痛，小便不利，四肢沉重，疼痛下利者，此有水也，真武汤治之。凡下利脉微者，白通汤。若厥逆干呕，烦躁无脉者，白通加猪胆汁汤。服后脉暴出者死，微续者生。若下利咽痛，胸满心烦者，猪肤汤。凡下利清谷，里寒外热，手足冷，脉微欲绝，其人面赤或咽痛者，通脉四逆汤。凡下利恶寒而踡卧，手足温者，可治；逆冷无脉者不治。若下利止而头眩，时时自冒者，死。吐利手足厥冷，烦躁欲死者，吴茱萸汤主之。

厥阴伤寒，先厥冷发热者，下利必自止，再厥者必复利也。凡厥逆而利，当不能食，反能食者，为除中，脉不出者死。大汗出，热不去，内拘急，四肢冷，又下利厥逆，恶寒者，茱萸四逆汤。大汗出，大下利，厥冷者，四逆汤。下利有微热，脉弱者，令自愈。下利脉数，有微热汗出者，令自愈。设脉紧者，为未解也。凡下利脉沉弦者，下重也。脉大者为未止，脉弱者为欲愈也，虽发热不死。下利脉沉而迟，其人面少赤，身有微热，下利清谷者，必郁冒，汗出而解也。若微厥，面戴阳，利不止者，附子汤。凡下利脉数而渴者，令自愈，设不愈者，必便清脓血，以有热故也。凡下利脉绝，手足厥冷，晬时①脉还，手足温者生，脉不还者死。若伤寒六七日不利，便发热而利，其人汗出不止者死，盖有阴无阳故也。凡发热而手足厥冷，七日下利者为难治。伤寒下后，续得清谷下利，里寒外热，身疼痛者，当先救里，四逆汤；清便自调，急当救表，桂枝汤。尺脉弦，肠鸣泄利，腹痛者，冷痛也，小建中汤。寒毒下利，面戴阳者，下虚也，四逆汤。胃寒，下利鸭溏，色白，脐下必冷，腹胀满，小便清白，四逆汤。寒毒入胃，下利或如鸭溏色，理

---

① 晬（zuì最）时：24 小时，一周时。

卷之三

一〇九

中汤，甚者加附子。凡伤寒伤水作利，脉浮表未解者，仲景以小青龙汤去麻黄加芫花，盖散表邪兼治水也。若小便不利，大便泻水作利者，五苓散。甚不止，加芫花，盖水去则利止也。凡伤寒上二部脉皆平，心下硬而利者，肠胃有宿积也，大承气汤下之。下利脉大者，虚也，以其强下之故。设若脉来浮，因而肠鸣者，当归四逆汤。下利瘥，至期年月复发者，以其病根不尽故也，宜下之，大承气汤。阳明少阳合病，下利头痛，胸满干呕，往来寒热，脉长大而弦为负，负者死；若长大不弦为顺，宜下之。下利嗽而呕，烦不得眠，猪苓汤。凡伤寒下利清谷者，即米谷未化，此胃虚内寒；口不渴，身不热，盖不变而下也。宜温之，以四逆汤主治也。

葛根黄芩黄连汤

干葛　黄芩中　黄连上　甘草下

水煎服。

黄芩汤　本方自有加减法①。

黄芩上　黄连中　甘草下　白芍药中

发热加软柴胡。泻多加白术。小便少加茯苓。腹痛加炒芍药，少用黄芩。呕加半夏。呕而有痰声加橘红。

小柴胡汤

治发热下利不止，后有加减法。

柴胡　人参　甘草　黄芩　半夏

腹痛去黄芩，加芍药。口干加干姜②、乌梅。小便少加赤茯苓。大便利，其小便不利，烦渴者加白术、茯苓、泽泻。热

---

① 本方自有加减法：原脱，据薛贞本补。
② 干姜：似以"干葛"为当。

甚加滑石。恶热甚，烦渴者用炒黄芩、炒芍药。

凡下利，口燥舌干作渴，或不渴者，此因胃虚，津液少也，不可用天花粉，盖天花粉能利大肠也。但大便泻利，烦渴者，只可加干姜、人参、白术、茯苓、麦门冬、乌梅、五味子、知母，以和之也。即知母亦滑泻者，宜酌用之。

猪苓汤

治自利，心烦不得眠，小便不利者。

猪苓上　泽泻中　滑石下　茯苓中　　阿胶中

水煎化温服。

防风芍药汤

治身热，脉弦，腹痛或头痛，自汗者。

防风上　白芍药上　黄芩中

水煎服。

白头翁汤

治热利下重者。

白头翁上　黄连中　黄柏中　秦皮下

水煎服。

大承气、小承气、大柴胡皆主下利之药也。至若伤寒内实，腹中有燥屎结滞，则稀粪水从旁流下，为利也，故其脉来滑数有力，或潮热谵语，乃可下之，再用，以手按其腹硬痛是也，此通因通用之药。

理中汤

治协寒下利，如鹜溏者，或米谷不化，手足寒，脉沉细或迟，腹痛，口不渴，身不热者用之，脉虚人弱加人参须倍。虚泻者倍加白术。内寒倍用干姜，寒甚加附子。腹痛去白术，加芍药、肉桂佐之。小水不利而泻，口渴者，此水谷不分别也，宜五苓散合理中汤。若泻利呕逆或吐，倍加藿香叶、陈皮、半夏、生姜和其胃气。若气不调，用木香。呃逆不止加丁香、良姜。若脏寒泄泻不止加肉果、诃子、粟壳①，甚不止加升麻、炒熟附。若脐下悸，肾气动也，去白术加肉桂治奔豚也。

人参白术散

治脾胃虚弱，协寒下利，或口干发热者。

人参上　白术中　茯苓中　木香下　葛根中　藿香叶中　炙甘草下

水、姜、枣煎服。

附子汤

治少阴下利，内虚脉沉者。

附子上　茯苓中　人参中　白术下　白芍下

水、姜煎服。

真武汤

治少阴下利，腹痛，小便不利，脉沉，内有水者。

茯苓上　白芍药中　白术中　附子下

水、姜煎服。

嗽加五味子、细辛。若利不止，加干姜②去芍药。小便不利加泽泻。小便自利去茯苓、泽泻。若呕去附子加生姜。

通脉四逆汤

附子上　干姜中　炙甘草下　葱白

水、姜煎服。

四逆散

---

① 粟壳：即罂粟壳。下同。
② 干姜：薛贞本与嘉庆本均作"干葛"。

柴胡上　芍药中　枳实上　甘草下

水、姜煎服。

白通汤

干姜中　附子上　葱白下

水、姜煎服。

大承气汤

大黄上　枳实中　厚朴中　芒硝中

有热加柴胡、黄芩。缓之加甘草。

白水煎诸药，将一钟，后入大黄、芒硝，再一二沸热服。

八桂散①

人参中　白术上　茯苓中　附子中　干姜中　甘草下　肉果上　诃子中

此治伤寒泻，腹痛阴证，下利甚不止，加升麻、蜜炒粟壳，水、灯心煎服。

三黄熟艾汤

黄芩中　黄连中　黄柏上　熟艾下　猪苓　泽泻　芍药　加苍术

水、灯心、乌梅煎服。

辨伤寒便脓血例第六

冲脉为血之海，即血室也。男女俱有此血气。亦俱有此冲脉。得热血必妄行，在男子则下血、谵语，其邪热由阳明而传；在妇人则寒热似疟，邪乃随经而入，此为热入血室，迫血下行，则协热而动也。挟血之脉，乍涩乍数，或沉或伏，血热交并，

---

① 八桂散：薛贞本作"八桂汤"。

则脉洪盛。大抵男多于左手，女多于右手见之。又有阴寒为病，下利脓血者，乃下焦虚寒，肠胃不固，清浊不分，而下利脓血也。一为协热，一为阴寒，临证精别。古人谓：血热无寒。又云：得热则行，得冷则凝。皆大概言之耳。大抵十分中有八九分属热，一二分属寒，不可一例取之。阳证内热，则下鲜红之血；阴证内热，则下紫黑成块，或如豚肝①状。夫阳证则脉数。若数而有力为实热，用苦寒之药。若数而无力为虚热，不可用苦寒之药，须补血药内少佐一二味寒药可也。若阴证则脉迟，若迟而有力为有神可治，迟而无力为无神难治也。凡下利脓血，身热脉大为难治，身凉脉小为易治。凡下血，脉洪大急硬不和者死；脉虽大而和者，乃可治也。太阳之病不解，热结膀胱，其人如狂而血自下者，可用桂枝汤，若瘀血用桃仁承气汤。阳明下血谵语，胸胁满如结胸状，夜则见鬼，此为热入血室，小柴胡加生地、丹皮、当归。血不止加黄连、地榆。有瘀血加红花、桃仁。少阴下利脓血，用桃花汤。腹满或痛，身热下利脓血，或如鱼脑，或如烂肉汁，或如豆汁者，此湿气毒气入胃，并用桃花汤、黄连阿胶汤选用。下利，无表里证，脉数不解，消谷易饥，数日不大便，此有瘀血，轻则小柴胡加桃仁、大黄，重则用桃仁承气汤。下焦有瘀血，如狂或喜忘，小腹满硬，小水自利，大便黑，或身目黄，桃仁承气汤下之。

黄连汤　本方自有加减法②。

治下血及便脓血。

黄连中　黄芩中　黄柏中　阿胶下

---

① 豚肝：猪肝。下同。

② 本方自有加减法：原脱，据薛贞本补。

腹满加炒山栀、芍药。下血不止加乌梅、升麻、地榆、椿树白皮。若去血过多久不止，宜四物汤合用。水煎服。

四物阿胶汤　本方自有加减法①。

治下血脓血。

川芎中　当归中　芍药中　地黄中　乌梅下　甘草下　地榆中黄连上　阿胶中

身热加软柴胡。口渴加干葛。脉弱加人参。胃弱加白术。血不止加椿皮。脓不止加阿胶。

水煎磨墨温服。

黄连阿胶汤

治湿热下利脓血。

鸡子黄连汤　本方自有加减法②。

黄连上　芍药中　阿胶上　加当归　生地　白术

人虚加人参。身热加软柴胡。口渴加乌梅、干葛。血不止加地榆、椿皮。

水煎服。

大黄酒

治下利便脓血，里急后重，腹中痛，昼夜烦并不止，宜用川大黄五钱，将好酒一钟浸一宿，次日温饮之。

三黄补血汤　本方自有加减法③。

治脉数无力，血虚下血。

当归上　川芎中　芍药中　生地下④　熟地中　升麻下　柴胡上

---

①　本方自有加减法：原脱，据薛贞本补。
②　本方自有加减法：原脱，据薛贞本补。
③　本方自有加减法：原脱，据薛贞本补。
④　生地下：薛贞本作"生地中"。

黄芪中　地榆中　甘草下　加黄连　京墨

人弱加人参。渴加乌梅、干葛。脓血不止加阿胶。

水煎服。

黄连胃风汤

治下血人虚者。

人参中　白术中　茯苓中　川芎中　当归上　芍药中　木香下
黄连上　官桂下　粟米下

脓多加阿胶。血多加地榆、乌梅、炒蒲黄。血甚不止加乌
梅、椿皮、京墨。有热加柴胡。

水煎服。

阿胶汤

治热毒入胃，下利便脓血。

黄连上　山栀中　黄柏中　阿胶中　渴加乌梅

水煎服。

加减芍药汤

治便脓血，和血则便脓血自愈，调气则后重自除。

芍药上　地黄中　当归上　川芎下　木香下　黄连中　黄芩中
阿胶中　地榆中　甘草下

里急后重加枳壳、槟榔。发热加软柴胡、升麻。腹中痛，
热甚者加酒浸大黄。渴加乌梅。

水煎服。

桃花汤

治少阴下利脓血。

脉沉加赤石脂、干姜、炒粳米，水、姜煎服。

当归附子汤

治阴证下利脓血。

川芎中　当归上　熟地中　芍药中　附子中　阿胶　地榆

甘草　干姜　乌梅　赤石脂

水、姜煎，磨墨调服。

桂附六合汤

治阴证下血，紫黑如豚肝。

川芎中　当归中　芍药中　熟地中　官桂上　附子中

水、姜煎服。

凡厥阴伤寒，先发厥，后热不退者，必便脓血也。脉数有力，从阳症治，脉沉无力，从阴症治。凡阴症内寒下血，必用干姜炒半黑，用之如神效也。

辨伤寒谵语例第七

谵语者，经云：邪气盛则实，精气夺则虚，故脉实则谵语，虚则郑声。胃中实热，上乘于心，心为热入胃，则神思昏迷，妄有所见而言也。轻则睡中呢喃，重则不睡，妄语，有错语、有独语、有狂语、有乱语、有语言不休，此数者可见其热之轻重也。大抵热入胃，胃中水涸粪燥，必发谵语。若其脉沉数，大便不通，燥渴谵语者，此为邪气实也。若其脉来沉迟而无力，大便下利，或清谷，无热不渴，及亡阳火劫谵语者，此为正气虚故也。且夫谵语盖非一端，有潮热自汗内实者，有腹满喘急内实者，有舌干口燥内实者，有下利纯清水，心下硬痛者，有三阳并病、有三阳合病者，有表虚里实者，有热入血室者，有汗多亡阳者，有大热入胃、胃燥屎结实者，有过经不解，有下后惊惕，有火劫等证，有阳厥大便实，皆发谵语也。又有不可治者：直视下利谵语者死，汗多亡阳脉短谵语者死，舌强舌硬舌黑谵语者死，与夫喘满气逆上奔，自利气脱而下夺，俱死证也。若阳证谵语妄言，身当有热，脉当洪大，而反手足逆冷，脉沉细而微者，不过一日死矣。

若阳病内实者，其人日晡发潮热谵语，大便秘实，手足乍冷乍温，面赤烦渴，手心腋下溅溅然汗出，其脉沉实或滑数，扬手掷足，揭去衣被，大渴谵语者，但当大柴胡汤下之；若转屎气者，急用承气汤下之。凡潮热谵语未可下者，且与小柴胡减半夏、枳实。若渴欲饮水，口干舌燥者，人参白虎汤。若表里大热，烦渴谵语，脉洪数者，以小柴胡合白虎主之。若胃实大便结者，调胃承气主之。腹满谵语者，以手按之，病人腹中硬痛，或喘满燥渴，手不可近者，此乃燥屎内实，宜小承气汤下之。若腹满按之软者，或时满时减者，为里虚，不可下也，宜理中汤温之。下利谵语者，脉若滑数，有宿食也，用承气下之。此燥屎结实，心下有硬痛燥渴，此利乃稀水或汤饮汁，旁流大肠而为利也。要在脉滑数者，乃可下之，此通因通用①。阳明并病谵语者，与太阳病罢，但发热，手足热而汗出，大便难而谵语者，下之则愈。此阳明内实，故下之也，调胃承气汤。阳明合病谵语者，腹满身重，难以转侧，口中不仁②，面垢遗尿③，自汗谵语者，白虎汤。

表虚里实谵语者，伤寒四五日，六七日，喘满，沉④为在里，而反发其汗，津液越出，大便难，谵语者，此表虚里实也，宜调胃承气汤下之；若未可下者，人参白虎汤主之。

热入血室谵语者，在男子因邪热传入阳明，病则失血谵语；

---

① 通因通用：原作"通因通注"。据薛贞本改。
② 口中不仁：指口腔对各种感觉反应迟钝、麻木不仁之状况。
③ 面垢遗尿：原作"面垢遗屎"。据薛贞本改。
④ 沉：薛贞本作"脉沉"。

在妇人则寒热似疟，邪乃随经而入。此为热入血室，小柴胡加生地、丹皮、当归主之。若血蓄下焦，其人喜忘如狂，小腹硬满而痛，小便自利，大便黑，与夫下利无表里证，脉数不解，入谷易饥，曾不大便，此为蓄血谵语，宜下血则愈，用桃仁承气汤。

若男妇蓄血上焦，结胸硬痛，燥渴漱水不欲咽，或身黄，口出谵语，经云挟血如见祟①，用犀角地黄汤，重则桃仁承气汤下之。

大抵当汗失汗，热蓄在里，热化为血，其人喜忘如狂，血上逆则喜忘，血下蓄则内争，是必小腹痛，俱当下血为愈。

得病无热，但狂言烦躁不安，精采不与人相当，此太阳本病，邪结膀胱，其人如狂，与五苓散利之，加辰砂末。

亡阳谵语者，因发汗过多不止，而为亡阳，不可下，宜柴胡桂枝汤和其荣卫，以通其津液则愈。与夫湿温风温，重发其汗，亦为亡阳，前汤主之。其亡阳谵语脉短者死，脉自和者愈。

大热入胃谵语者，太阳病，一二日烦躁，以火熨烘其背而大汗出，此大热入胃，胃中水竭，躁扰至十余日，振慄自下利者，此为难解。故其汗从腰以下不得出，欲小便不得而反呕，又欲失溲，足下恶风，大便硬，小便当数而反不数，及多大便也，其头卓然而痛，其人足下必热，此谷气下流故也，此证最难治。

过经谵语者，十三日不解，谓之过经谵语，以有热也，当下之，宜从缓治，调胃承气汤。元气弱者大柴胡汤，虚甚用蜜导法。

---

① 祟：鬼怪。下同。

惊惕谵语者，伤寒八九日下之，胸当烦满，小便不利，一身尽痛，不可转侧，柴胡加龙骨牡蛎汤。

火劫谵语者，因伤寒不得汗，以火劫取汗，因发谵语，用小柴胡加龙骨牡蛎汤。

错语者，乃语意差错而胡说也。若自知觉者，邪之轻也；如差错而自不知者，此邪热甚而正气衰也。若错语呻吟，干呕不得眠，黄连解毒汤。或发热，或日晡潮热，往来寒热，口苦胸满，错语者，小柴胡加黄连主之，不得眠加山栀。若脉洪数，潮热烦渴，心烦错语者，人参白虎汤。若脉滑数，潮热烦渴，口干舌燥，大便不通，谵语者，大柴胡汤下之。凡脉弱人虚，精神不足，谵语者，竹叶石膏汤。虚甚谵语，柴胡三白汤加黄连、麦门冬、五味子主之。

独语者，伤寒十余日，日晡发潮热，独语如见鬼状，若剧者发则不识人，循衣摸床而不安，微喘直视，脉弦，小便利者生，脉涩，不利者死。若病热轻，其脉滑数有力，大便不通，大柴胡下之，加芒硝；如未可下者，用小柴胡合白虎汤加黄连、芩、桂主之。

狂言者，谓邪热亢盛，发狂叫喊而言也。或弃物而走，登高而歌，此阳明内实也，宜大承气汤下之。备详发狂条下。

伤寒痰结，胸中难出，亦有烦躁，乱语而言也，开后痰证类寒条下。

辨伤寒郑声例第八

郑声，如郑卫之音转不正也。盖汗下后，病人失本音而正气虚，则郑重语散，不知高下，乃精气夺之候。大抵郑声乃因汗下后，或自利正气内虚将脱，或手足并冷，脉息沉细无力，口鼻气息短少，语言轻微，无力接续，出入之气且促，或短气难以布息者，皆是元气将脱，是郑声也。若昏沉上气喘促，或发呃不止，不知人事者，死也。如气息不促，手足颇温，其脉沉细者，急以白虎汤加人参、五味、麦门冬助其元气；或浓煎独参汤，徐徐呷之，亦良法也。

辨伤寒懊恼例第九

懊恼者，郁闷不舒之貌。盖表证误下，正气内虚，阳邪内陷于心胸之间，重则为结胸也。邪在胸中则宜吐，热结胃腑则宜下。凡伤寒汗吐下后，虚烦不眠，若剧者必反复颠倒，心中懊恼，栀子豉汤，若气少加炙甘草。若呕者加生姜。凡发汗，或下之而烦热，胸中窒①者，栀子豉汤。凡伤寒五六日，大下后，身热不去，心下结痛者，栀子豉汤。若下后心烦腹满，卧起不安，栀子厚朴汤。若伤寒，医以丸药下之，身热不去，微烦者，栀子干姜汤。阳明病无汗，小便不利，心中懊恼者，必发黄，治在发黄条下。阳明病脉浮而长，口燥咽干，腹满发喘，身热汗出，不恶寒，反恶热，身重者，下之则胃中空虚，客气动胸，心中懊恼，舌上胎者，栀子豉汤。又阳明下之，心中懊恼而烦，此胃中燥屎内实，不大便，宜小承气汤下之。若腹满，大便初硬后溏者，不可下也。

栀子豉汤

栀子　香豉

用水先煎栀子至一钟半，后下豆豉，服必得吐即止，不吐宜再服，或以手指探吐。

---

① 窒：闷。

栀子厚朴汤

栀子中　厚朴中　枳实下

水、姜煎服。

栀子干姜汤

栀子　干姜

水、姜煎服。

若病人平素有内寒，大便溏者不用。

辨伤寒发斑例第十

夫热则伤血，血热不散，里寒表虚，热气乘虚出于皮肤而为斑也。轻则如疹子，重则如锦纹。或本属阳，误投热药，或当汗不汗，当下不下，下后未解，皆能致此也。慎不可发汗，重令开泄，更加斑烂也。然斑之才萌，与蚊迹相类。发斑多见于胸腹，蚊迹只见于手足。阳脉洪大，病人昏愦①，先红后赤者，斑也；脉不洪大，病人自静，先红后黄者，蚊也。其或大便自利，怫郁短气，燥屎不通，黑斑如果实黡②者，此虽卢医复生，不能施其巧矣。凡汗下后不解，足冷耳聋，烦闷咳呕，便是发斑之候也。

伤寒发斑者，盖因汗下失当，热毒蕴于胸中乃发斑也。红赤为胃热，紫色为热甚，紫黑为胃烂。故赤斑五死五生，黑斑十死一生。大抵鲜红起发稀朗者吉，虽大亦不妨，但忌发如针头稠密，成片紫赤者难治，杂黑烂斑者死也。凡斑既出，须得脉洪数有力，身温足温，易治；若脉沉小，足冷，元气虚弱者，

① 昏愦：重度昏迷。
② 黡：黑痣，黑斑。

难医。凡斑欲出未出之际，且与升麻汤，先透其毒；若脉虚加人参，若食少大便不实加白术，若斑已出不宜再发也。夫斑不可汗，汗之则增加斑烂，不宜下，下之则斑毒内陷。如脉洪数，热盛烦渴者，人参化斑汤。若消斑毒，犀角元参汤及大青四物汤。如热毒内盛，心烦不眠，错语呻吟者，黄连解毒汤加玄参、升麻、大青。热盛烦渴喘咳者，解毒合化斑汤。若斑势稍退，内实不大便，谵语潮热者，大柴胡加芒硝，甚者用调胃承气汤。曾治一人伤寒八九日发斑，四肢强硬，昏沉谵语，不知人事，大便四五日不通，以调胃承气汤一下而愈。如未可下，有潮热烦渴者，宜以小柴胡去半夏加瓜蒌合解毒汤。若解胃热斑烂之毒，必用黄连、大青、犀角、玄参、升麻、石膏、知母、黄芩、山栀、黄柏之类。要在察其病情，合宜则用也。

时气发斑者，乃天行时疫之气也。人感者，则憎寒壮热，身体拘急，或呕逆喘嗽，或胸中烦闷躁热，起卧不安，或头疼鼻干，呻吟不得眠，此斑候也。一切斑来势急者，发热一二日便出；斑来势缓者，发热四五六日而出也。凡治斑必察病人元气虚实，脉来有力无力为主。若脉微弱元气虚者，以柴胡三白汤。次察斑欲出未透者，以升麻葛根汤。如胃弱以四君子合升麻、葛根，名升君汤也。如斑不透加红花。若斑疹初出有表证，憎寒壮热，头疼骨痛，拘急胸满者，加味羌活散加红花。若发出斑而稠密，或咽痛不利者，犀角解毒饮、元参升麻汤。凡斑出，脉数，烦渴，潮热不解者，小柴胡随证加减。若斑出呕逆，用解毒汤加陈皮、生姜、山栀。若喘嗽不止，小柴胡加贝母、瓜蒌、知母、石膏；若咽痛用黄连解毒汤加连翘、牛蒡、玄参、升麻、桔梗、甘草。若斑出毒盛，黄连解毒汤加玄参、大青、犀角、石膏、知母。宜避忌香臭，盖恐触其斑也。凡斑已出未出之时候，不可急投寒凉之药，并寒冷之物，恐伤胃寒，先将呕吐；又不宜汗下，虚其表里。若脉弱者，必先因有房事。要在审问明白。如有夹寒者，必先助其元气为要也。

温毒发斑，即时气也。盖冬时应天寒冷而反大温，人感不正之气而为病也，治例与时气同法。但温毒尤盛，用元参升麻汤、犀角大青汤、人参化斑汤、青黛一物汤、黄连解毒汤选用。其温热二证发斑者，治与伤寒同法。此由怫郁之极，自内而发于外，亦非轻也。

阳毒发斑者，其证狂言，下利，咽痛，斑如锦纹，用阳毒升麻汤、犀角元参汤、黄连解毒汤、人参化斑汤选用，备详阳毒条下。

内伤寒发斑者，因暑月得之。先因伤暑，次食寒凉之物，并居凉处①，内外皆寒，逼其暑火浮游于外而发斑也。曾治一人病发寒热间作，有斑三五点，鼻中微血出，两手脉沉涩，皮肤按之殊无大热，此内伤寒发斑也，用调中汤数服而愈。若夹暑用香薷、扁豆主之。

阴证发斑者，亦出胸背手足，但稀少而淡红色也。此人元气素虚，先因欲事内损肾经，或误服凉药太过，遂成阴证，伏寒于下，逼其无根失守之火，聚于胸中，热上熏肺，传于皮肤而发斑点，但如蚊蚋蚤虱咬痕，然斑大红点，俱以调中汤温胃，加以茴香、炒芍药。寒热脉微者，大建中汤，则其阳回，阴火自降，其病乃愈，此治本不治标也。凡见斑不可专以斑治，须察其脉之浮沉，病之虚实，则为善治斑也。

升麻葛根汤

---

① 并居凉处：原作"并以凉处"。据薛贞本改。

治斑欲出而未出者，此汤生发，已见斑者不可用。

升麻上　干葛中　芍药中　甘草下

脉弱加人参再加红花。水煎服。

加味羌活散

治斑疹初出，憎寒壮热，头疼体痛，胸满不利者。

羌活上　独活中　柴胡上　前胡中　枳壳中　桔梗中　人参中
茯苓中　川芎中　升麻中　芍药中　甘草下

水、姜煎服。斑盛加黄连。

人参化斑汤

治斑出热盛，脉洪数，口渴，谵语，潮热。

人参中　石膏上　知母中　甘草下　粳米

水煎服。加竹叶，斑盛加大青。

加味小柴胡汤

治发斑往来寒热，或潮热，口苦，咽干而渴，耳聋胁痛，寒热胸满，心烦而呕，喘嗽并宜服之。

柴胡　人参中　黄芩上　半夏下　甘草下①　黄连中　升麻下
芍药中　玄参中

口干去半夏加天花粉。咽痛加桔梗、荆芥。若呕加陈皮、生姜去甘草。斑毒加犀角、大青。胸中烦满不利加瓜蒌、枳壳。痰火上喘加知母、瓜蒌、桑皮。喘渴，脉数大，加石膏。胸胁满痛加枳壳、桔梗。心下痞硬加枳实、黄连。

水、姜煎服。

消毒犀角饮

治发斑瘾疹，咽喉肿痛，毒气壅盛者。

---

① 甘草下：薛贞本作“甘草”。嘉庆本作“甘草中”。

犀角上　牛蒡子中　荆芥上　防风中　甘草下　桔梗下　薄荷上

斑盛加大青。内热用芩连。水煎服。

大青升麻汤

大青　升麻　山栀　黄连

水煎服。

犀角玄参汤

治发斑毒盛，心烦狂乱，咽痛者。

犀角上　升麻中　香附中　黄芩中　人参中　玄参　甘草

水煎加大青服。

玄参升麻汤

治证同前。

玄参上　升麻中　甘草下

水煎服。

栀子杏仁汤

治伤寒壮热，疼痛，内外皆热，发斑，谵语，发狂。

山栀上　升麻下　黄芩中　芍药中　石膏中　知母中　杏仁下

柴胡上　甘草下　豆豉

水煎服。

黄连一物汤

水煎服。

黄连解毒汤

已开前条不录，本方加大青。

加减三黄石膏汤

治热证发斑紫赤，烦渴，脉洪数者。

黄芩　黄连　黄柏　山栀　石膏　知母　升麻　芍药　玄

参　甘草　粳米

甚者加犀角。斑毒盛加大青。

通脉四逆汤

治阴证发狂，身冷无脉，斑黑昏沉者用之。

干姜　附子　人参　甘草

水、姜煎，入童便、猪胆汁，如烦燥冷服。

调中汤

治阴症发狂。

苍术上　砂仁中　芍药中　藿香中　甘草下　桔梗下　半夏下
陈皮中　枳壳中　川芎中　羌活上　麻黄上　桂枝中　白芷中

水、姜煎服。

大建中汤

当归中　芍药中　白术上　麦冬中　黄芪中　甘草下　肉桂下
苁蓉中　人参中　川芎中　附子中　半夏中　熟地中　茯苓中

水、姜煎服。

人参三白汤

开前条不录。

青黛一物汤

凉水调服。

苦酒鸡子汤

治热毒发斑，咽痛，声音不出，心烦不眠。

猪胆汁半酒盏　米醋一盏　鸡子黄一个

上三味同煎至八分，作四次服，汗出乃愈。

伤寒黑斑。曾治一人伤寒七八日，因服凉药过多，遂遍身
手足冷，厥逆，遍身黑斑，唯心头温暖，乃伏火也。诊其六脉
沉细，不知人事，不能言，状如尸，遂用人参三白汤加熟附子、
干姜服下，一时斑色渐红，手足渐温暖，然后苏醒，复有余热

不除，此伏火缓作，以黄连解毒汤加竹叶、石膏调服则愈。

大抵一切发斑疹，先将红纸燃油灯，照看病人面部、胸膛、背心、四肢有红点起者乃发斑也。若大红点发于皮肤之上谓之斑，小红点行于皮肤之中不出起者谓之疹，盖疹轻而斑重也。先将姜汁喷于斑上，已发后，照轻重阴阳寒热虚实而用药。

辨伤寒发黄例第十一

发黄，湿热交并，民多病瘅①。瘅者，单阳而无阴也。太阴脾土湿热所蒸，色见于外，必发身黄。湿气胜则如熏黄而晦，热气胜则如橘黄而明。伤寒至发黄，热势已极，且与蓄血证大抵相类。但小便不利为黄，小便自利为蓄血。又有内伤阴证，亦有发黄者，须当明辨之，不可混作湿热而治。一切发黄，设或寸口无脉，鼻中冷气，与夫形如烟煤，摇头直视，环口黧黑②，举身发黄，此皆真脏绝也。瘀热在里，但头汗出，到颈而还，身无汗，渴饮水浆，小便不利，此为瘀热在里。因汗不越，必发黄，其色如橘子色之黄明也。大便不通者，茵陈汤；小便不利者，茵陈五苓散。

湿热发黄，一身尽痛，发热口渴，小便不利，色如熏黄③，暗而不明也，用茵陈五苓散，大便实者茵陈汤。

寒湿发黄者，病人身疼，发热而黄，头疼鼻塞而烦，其脉大，自能饮食，腹中和无病，病在头中，寒湿用瓜蒂散搐鼻中④，取黄水出则愈；或用神术汤加麻黄、茵陈微汗之。湿家

① 瘅（dān 单）：同"疸"。下同。
② 黧黑：黑而无光泽。
③ 熏黄：如烟熏之黄。下同。
④ 搐鼻中：将药粉吹入鼻孔。

发黄，一身尽痛，不能转侧，身热，色如熏黄，小便不利，茵陈五苓散；小便自利，术附汤；身烦疼，麻黄汤加苍术。

痞气发黄，病人心下满硬，按之不痛者是也，宜半夏泻心汤加茵陈、枳实；小便不利，宜茵陈五苓散加山栀，盖痞消则黄自退也。

结胸发黄，病人心胸满硬，按之痛或手不可近，大陷胸汤加茵陈，盖结去则黄自退也。

蓄血发黄者，其人身黄，脉沉结，小腹满硬，小便自利，大便黑色，其人如狂，此为蓄血在下焦，用桃仁承气汤下之，盖血下则黄退也。

内伤寒发黄者，其人脾胃素虚，或食寒凉生冷之物，或伤食结搏，停滞不散，中州变寒而发黄也。或呕吐，或腹满，或腹痛，或自利、小便短少者，宜调中汤加茵陈，或理中汤加枳实、茵陈、青皮、陈皮、草果；逆冷脉沉，加附子温之而愈也。阴证发黄者，其人两手脉沉细迟，肢体逆冷，肉上粟起，或气促呕闷，舌上白胎而滑，遍身发黄，或时烦躁面赤，或时欲投泥水中，或欲坐井中者，此阴黄也，轻用理中加茵陈，重用四逆汤加茵陈。

凡治阴黄，须用热汤温之；或以汤盛盆中，将病人坐于上，以布蘸热搭其黄上，乃愈。

凡发黄如合曲①相似。湿热瘀血，血证发黄者，则多有之；其内伤寒发黄，阴证发黄者，则间或有之也。经云：脉沉，渴欲饮水者，必发黄。阳明病无汗而小便不利，心中懊恼②者，

---

① 曲：即神曲。
② 懊恼：薛贞本作"懊恼"。

必发黄。又被火劫额上微汗出，小便不利，心中懊憹者，必发黄。大抵身热烦渴，无汗，小便不利者，必发黄也。

茵陈汤

茵陈上　栀子中　大黄下

水、灯心煎服。若小便利，如皂角针灰汁色状，则黄从小便出也。

栀子升麻汤

治发黄，面目悉黄如金，小便浓汁少，诸药不效者。

茵陈上　山栀中　黄芩中　大黄中　柴胡上　升麻下　龙胆下

人弱大便实，去大黄加木通、猪苓。水、灯心煎服。

龙胆汤

治伤寒时气，瘀血发黄。

草龙胆上　生犀角中　升麻下　茵陈下　加山栀　木通黄连

水、灯心煎服。大便实者加大黄。

得效方

治发黄，身目悉黄如金色，小便如浓煮柏汁，诸药不效者。

茵陈　黄连　山栀　黄芩　黄柏　柴胡　甘草　龙胆　升麻　木通　滑石

大便实加大黄。虚弱加人参。目睛黄倍加龙胆草。

水、灯心煎服。

茵陈犀角汤

治时气发黄，并发斑者。

茵陈上　龙胆草中　犀角　升麻下　山栀上　黄连上　木通中黄柏中

共捣为细末，每服二钱，真牛乳一盅，水一盅煎。

茵陈五苓散

治湿热发黄，渴饮水浆，小便不利者。

茵陈　白术中　茯苓中　猪苓中　泽泻中　官桂下

小水赤色，加木通、黄柏、山栀、滑石，去桂；身热加柴、芩，去桂；目睛如金，加龙胆草、黄连，去桂；渴加天花粉，去桂。

水煎服。

一方

烦渴不宁，心燥发黄，小便不利者，以辰砂、益元散调茵陈五苓散二三钱乃效。

瓜蒂散

治寒湿发黄。

瓜蒂五分　母丁香五分　黍米三分　赤豆三分

上为细末，于鼻中搐①之，口噙水，鼻中黄水出乃愈。

茵陈四逆汤

治阴黄脉沉迟，厥冷，腰以下自汗。

附子上　茵陈上　干姜中

虚弱加人参。

水煎服。

茵陈茱萸汤

治阴黄腹痛，或脉浮不出。

吴茱萸上　当归中　附子下　木通下　干姜中　茵陈上　人参中

---

① 搐：将药粉吹入鼻孔。下同。

水、灯心煎服。

茵陈理中汤

治阴黄腹痛，或自利者，及内伤寒发黄者。

茵陈上　白术中　干姜下　人参下

小便不利合五苓散。脉沉，足冷加附子下。内伤生冷之物发黄者，本汤去人参加枳实、青皮、陈皮、草果、木香、砂仁。水、姜煎服。

擦黄法

用茵陈一把，姜半片，捣烂，绵裹，周身擦之最效。此为良法。

辨伤寒发狂例第十二

伤寒发狂，最为恶候，其例多般，要在明辨治之。阳盛发狂者，阳盛则四肢实，实则登高而歌也。此伤寒热毒入胃，并入于心，遂使神不宁而志不定。始得少卧不安，妄语悲叹；甚则登高而歌，弃衣而走，逾垣上屋，骂詈叫喊，不避亲疏，大渴欲饮。独阳亢盛，重阳者狂。此神明之乱，皆非素所能为，乃病之使然也。一切发狂奔走，势不可遏者，须于病人处生火一盆，用酢①一碗，倾于火上，其烟冲入病人鼻内，仍将姜汁喷于病人头面身体手足即安，方可察其阳狂、阴躁用药。若病初起，头疼发热，恶寒体痛，表证皆除已后，热邪传里，大渴饮水，目赤唇焦，舌干齿燥，狂妄不宁，脉来洪数有力，大便实者，急宜大承气下之。不大下之，何能止也？如热势轻，未

---

① 酢（cù 醋）：同"醋"。

可大下者，宜加减三黄石膏汤治之。但见舌卷囊缩难治，间有可生，亦宜急下，不可缓也；与阴证囊缩者，大不侔①矣。若发狂直视，便溺自遗，与夫汗后大热，脉躁疾，狂言不能食，死也。阳明经病，欲作汗而狂者，病人欲食，小便反不利，大便自调，骨节痛，翕然如有热状，奄然发狂，濈然汗出而解，此水不胜土，谷气与汗共并，故发狂，脉紧者则汗出而愈也。

若蓄血发狂者，伤寒六七日或八九日，其人发狂，脉沉数，乃热在下焦，小腹硬满而痛，或身黄小水自利，以其有蓄血也，宜桃仁承气汤，下尽黑物则愈。热轻者喜忘如狂，脉微身黄，唇痿舌青口燥，或但漱水而不欲②咽者，又无寒热，小便自利，大便黑色，此亦蓄血证也。轻用犀角地黄汤，甚者桃仁承气汤，下血则愈。若太阳不解，热结膀胱，其人如狂而血自下者，愈。若外不解，与桂枝汤；外已解内不消，但小腹急结，或硬痛满，小便自利，大便黑，亦蓄血证也，桃仁承气汤。此三者虽如狂，未至于狂也。

惊狂者，伤寒脉浮无汗，医以火逼取汗，必惊狂，卧起不安，宜桂枝救逆汤调辰砂末。温病发狂者，乃冬月伏寒所化，至春时因温气而发也。表证在者，芎苏散合羌活冲和汤加柴、葛；若半表半里者，小柴胡汤；若脉大胸满，多痰发狂者，小柴胡加枳、桔、瓜蒌、山栀、升麻吐之；若脉浮数，壮热而不得汗出者，宜六神通解散汗之；若表里俱实热盛者，宜三黄石膏汤主之。

若邪热传里，燥渴谵妄，大便秘实者，当用大承气汤下之。

---

① 侔（móu 谋）：相等。
② 欲：原作"饮"。据薛贞本改。

若热病发狂者，乃冬月伏寒所化，至夏月因炎暑而发，其热势比之温病，尤加盛也。

若发表用神术汤加芎、苏。

若发狂无汗脉数大者，六神通解散汗之；热甚者，三黄石膏汤主之；里热燥渴谵妄，大便实，脉洪实者，大承气下之。

一切热病发狂，切不可掩闭床帐，务用揭开，放入爽气，良久随用铜镜按在心胸间，热势稍退即除。若伤寒温热势太盛，发狂，燥渴不止者，将硝半斤①研细，用水一盆，用青布方圆一尺许，三五块，浸于硝水中微搅半干，搭在病人胸膛并后心上，频易，冷者搭之。如得睡，汗乃愈。如热极盛，此法不能解，当用解结汤，开在结胸条下，服后作寒战，汗出乃愈。

若热极舌出不收者，用麻黄汤洗净，将冰片、牛黄、麝香研末，点舌上即收，此为良法。时行发狂者，与此同治法。大抵通治伤寒温热病，及时行发狂者。

若得汗出者生，不得汗出者死。

若脉小逆冷者难治。正谓温热时气，不得汗出则发狂也，要在察而治之。

阳毒发狂者，其人素有积热于内，因患伤寒，又失汗下，乃热温为病，六脉洪大而数，其证舌卷，目赤，唇黑，鼻如烟煤，或面赤咽痛，狂言，下利赤黄，大渴欲死，或发斑黄，头面胸背，状如锦纹，或如豌豆之类而发狂者，七日内可治，七日外则难治也，宜阳毒升麻汤，甚者三黄石膏汤。大抵与阳盛发狂治例相同。因有发斑咽痛，故曰毒也。

阳厥怒病发狂者，因阳气暴折而难决，故善怒也，病名阳

---

① 硝半斤：薛贞本与嘉庆本均作“硝一斤”。

厥。盖阳暴折，郁而多怒，则发狂也。治以铁落饮者，以金制木之法也。取铁性沉重之义，最能坠热开结，倍以平肝降火之剂。若兼痰火内盛而狂者，宜入竹沥、姜汁，加芩、连降之，调辰砂末。

又有阴证发躁，如发狂状，实非狂也。其病初起，无头疼，不烦躁闷。盖阴极发躁，欲坐卧于泥水井中者，或欲阴凉处坐，躁乱不安者，皆如狂也。但手足逆冷，脉沉细，虽烦渴不能饮水者是也，用霹雳散温之，宜冷服。甚则身寒微热，面赤戴阳，足冷，烦躁不安，脉数大无力，乃里寒下虚。此虚阳伏阴而躁，宜人参四逆汤冷服。但见厥冷下利，烦躁不眠，脉不出者，难治。庸医不识阴证似阳，又不详阴脉虚阳上隔而躁，见其面赤身热而误作阳狂实热，反与凉药，则反成大害矣。用凉水半盏试之，入口即吐出而不纳者是也。盖水性则寒，故知阴极而躁也。须详脉有力无力，此为定法。

阳毒升麻汤

治发斑，狂言，下利，吐脓血，咽喉痛。

犀角中　升麻中　射干中　桔梗上　甘草下

斑毒盛加大青、黄连。

水煎服。

升麻汤

治伤寒传变不解，变成阳毒，身重腰背疼，烦闷，燥渴不安，狂言乱走，目赤唇焦，鼻黑，如见鬼状，或吐血下利而脉洪数，面赤，斑如锦纹，咽喉痛吐脓血，六日可治，七日则不可治也。

升麻上　甘草下　当归中　川椒下　雄黄下　鳖甲中　山栀下

水煎温服。如人行五里再服取汗，盖汗出则毒出也。

升麻六物汤

治阳毒发狂而喘。

升麻中　大青上　栀子上　杏仁中　黄芩　葱白

水煎服。

加味升麻汤

治热病发狂，不得汗出，心烦不眠者。

升麻下　苍术中　麦冬中　麻黄中　黄芩上　大青上　石膏上

淡竹叶十三片

水煎温服取汗。

栀子升麻汤

治阳毒发斑、狂，温热病发狂，用此药探吐。

升麻中　柴胡上　栀子上　生地中

水煎服。

玄参升麻汤

治发斑，狂言，咽痛。

升麻下　玄参上　甘草下　桔梗中

加犀角、黄连，名犀角玄参汤。

水煎服。

栀子仁汤

治阳毒发斑，狂，烦躁，面赤，咽痛者。

栀子上　赤芍中　大青上　升麻下　黄芩　石膏上　杏仁中

柴胡上　甘草下　豆豉　知母

水煎服。

三黄石膏汤

治伤寒阳毒，温热病发狂，不得汗，热甚者。

黄连上　黄芩中　黄柏中　山栀中　石膏上　知母下　麻黄中
甘草下　豆豉中　升麻下

加干姜与芍药，名加减三黄石膏汤。

水、姜一片加葱白，煎服，取汗出愈。心烦加辰砂。

猪苓散吐法

治温病，身不热，烦渴，发狂，小便不利者。

猪苓　茯苓　泽泻　滑石　阿胶各一钱

上为末，白汤①调下，仍与②凉水一盏饮之，以鹅翎探吐。

夺命丹

治伤寒热结胸中，口噤不能言；阳毒狂言不得汗，及温热
时行病不得汗。医不治，遂谓死人。精魂已竭，宜此汤救之。

釜底墨一两　灶突墨③一两　梁上倒挂尘一两　牛黄一钱五分
黄芩一两　麻黄一两　小麦奴一两　加辰砂二钱　黄连一两五钱
雄黄三钱　珍珠一钱　寒水石一两

各为细末，炼蜜为丸，如弹子大，以新汲水一盏，研一丸
于水中，令化尽，服之。若病人渴欲饮水者，与之多饮为妙；
不欲饮水者亦宜强与之。须臾，当发寒汗出乃解。若服下一时
许，不作汗，需再服一盏，以汗出为止。

凡小柴胡、大承气、调胃承气、白虎汤，或小柴胡合白虎，
或白虎合黄连解毒，或三黄石膏汤皆可选用，此俱是发狂宜用
之方也。

---

① 白汤：米汤。一云白开水。可互参。
② 与：薛贞本作"以"。
③ 灶突墨：即百草霜。

辨伤寒心下满例第十三

心下满者，正在心之下，胃之上，此自满也，非下之而满也。因下早而致满者，此为痞气也，别有治条。凡心下满，以手按之则散而硬①者，此虚气也。如不发热者，以木香和中汤主之；若发热者，以小柴胡加枳实、姜炒黄连，去黄芩治之。若按之汩汩有声而软者，此停水也，用小半夏汤合减桂五苓散主之。

若按之硬痛者，有宿食也，轻则消导，重则用承气下之。其少阳证寒热，呕而口苦，胁痛脉弦，心下满者，若未曾下，乃表邪传至胸中，未入乎腑，证虽满闷，尚为在表，正属少阳部分，只用小柴胡加枳、桔，以治其闷；如未效，仍以小柴胡合小陷胸汤，一服豁然神效，世俗皆所未知也。

若寒在胸中，心下满而烦，饥不能食，宜瓜蒂散吐之。阳明病心下硬满者不可下，下之则利，利不止者死。又脉浮大有力，心下满硬，有热燥渴，谵语，大便实者，此属脏病，宜攻之。按此言属脏者，宿屎在脏也，故可下。若食在胃口，未入于胃，亦未可下也。备详食积类伤寒条下。

大抵腹中满，心下满，胸中满，俱不可用甘草、糖、枣甘甜之物，盖甘能补气填实故也。外用前擦法甚良。

辨伤寒咳嗽例第十四

咳者，俗呼为嗽。肺为邪干，气逆不下，有肺寒而咳；有停饮而咳；有邪在半表半里而咳，治各不同。凡表寒咳者，脉

---

① 硬：薛贞本作"软"，义长。

浮紧，恶寒身痛，拘急无汗，用麻黄汤、三物汤汗之。痰吐如胶者，金沸草散主之。

若有热者，参苏饮去半夏、木香加桑皮、杏仁、麻黄汗之，察时令用药。若表寒未解，心下有水气，干呕发热而咳，小青龙汤主之。若虚人感冒风寒而咳，或恶风头疼干呕，宜人参杏仁汤主之。凡伤寒三四日传少阳经，脉弦口苦，发热恶寒而咳者，小柴胡去参加五味、干姜少许、麦冬、知母、贝母；若发热胸中满而咳者，加瓜蒌、黄连；若渴，加天花粉去半夏；若胸胁满发热而咳者，加枳壳、桔梗。凡少阴病，脉沉，四肢逆冷而咳者，四逆散加干姜、细辛、五味；若少阴病，四肢沉重，痛而自利而咳者，此里有水也，真武汤主之。凡太阳病，若身热咳嗽干呕，微喘而利，恶寒腹痛，小青龙汤主之；若身凉咳嗽，干呕微利，心下满，胁下痛，十枣汤主之。按小青龙汤，治太阳表寒停水也；十枣汤，治太阳里寒停水也；真武汤，治少阴里寒停水也。各有加减法。凡阴证手足逆冷，脉沉而咳者，四逆汤加五味主之。大抵伤寒咳嗽，不与杂病同也。按仲景治法，有嗽者，不分阴阳二证，俱用五味、干姜。病初起卒难便用五味，恐其酸收，闭住邪气故也；然后用五味者，盖收肺气，保肺金而止嗽。以干姜之辛，温肺金而散逆气，先入肺矣，用者详之。

人参杏仁汤

人参中　半夏下　茯苓中　细辛下　干姜中　甘草下　桂枝中　芍药中　五味中　杏仁中

水、姜煎服。按此即小青龙加人参、杏仁也。

三物汤

生甘草下　麻黄上　杏仁中

水、姜煎服。

辨伤寒喘例第十五

喘者，有邪在表而喘，有邪在里而喘，有水饮而喘。在表者，心腹满而不坚，脉浮紧，恶寒身痛，无汗而喘，宜麻黄汤汗之。若表有风邪，发喘，脉浮缓，有汗，宜桂枝汤，更加厚朴、杏仁主之。经云：喘而汗出宜和之，汗不出而喘宜发之。凡汗后饮水者，水停心下，有水气，干呕发热而喘或咳者，小青龙汤主之。凡发汗后，汗出而喘，无大热者，麻黄杏仁甘草石膏汤主之。凡太阳病误下之，利不止，脉促者，表未解也，喘而汗出者，葛根黄芩黄连汤主之。凡阳明病内实，不大便，潮热，腹坚满，自汗，燥渴而喘者，大柴胡加厚朴、杏仁主之，甚者用承气汤下之。凡太阳与阳明合病，喘而胸满者，不可下，宜麻黄汤主之。凡阴证厥逆，脉沉细，气短促，喘而无汗者，可治，宜四逆汤加五味、杏仁主之。若冷汗自出如油，或汗出发润，或额汗出如珠不流，喘而不休者，皆死证也。凡虚人脉伏，若手足厥冷而喘者，五味汤主之。凡暴感风寒，脉浮紧无汗而喘者，苏陈九宝汤主之。凡热盛有痰，脉弦数而喘者，不可汗下，用小柴胡加知母、瓜蒌、贝母、桔梗、陈皮和之。胸胁满，加枳壳、桔梗、青皮，去甘草；心下满，加枳实、黄连去甘草；舌燥饮水而喘者，加石膏、知母、天花粉，去半夏。然虽发喘，病之常也。其或直视谵语，或目上视，或目斜视，汗出喘满者，俱不治也。

麻黄石膏汤

麻黄上　石膏上　杏仁中　甘草下

水、姜煎服。

秘方用加细茶、桑皮名五虎汤。定痰喘如神甚效，又名万应化痰汤，此乃劫剂，不宜久服。凡虚人自汗、盗汗者皆不宜也。

葛根黄芩汤

葛根上　黄芩中　黄连中　加甘草

水煎服。

五味汤

治喘而脉伏者。

人参上　五味　麦冬中　杏仁中　陈皮中　生姜下　枣三大枚

水、姜煎，磨沉香温服。

加减五味汤

治喘而气促者。

橘红　桔梗　紫苏　五味中　人参上　麦冬中　杏仁下　桑皮中

水、姜煎，磨沉香服。

苏陈九宝汤

桑皮中　甘草下　茯苓中　官桂下　麻黄中　薄荷上　陈皮中苏叶中　杏仁中　乌梅　生姜

水、姜、葱白煎服。

加减泻白散

治烦热，胸膈不利，上气喘促，口燥，或咳者。

桑皮上　知母中　橘红中　黄芩上　贝母下　桔梗中　甘草上瓜蒌中　地骨皮中　加苏子中

水煎服。

诸喘为恶候，故非轻也。盛则为喘者，盖非肺气盛也，乃肺中邪火盛也，所以泻白者，泻肺中之火也，非泻肺也。又如泻心汤，非泻心也，乃泻心下之痞满也。凡看文字，有余当认作不足者，盖受病为不足，病气为有余也。

辨伤寒心下悸例第十六

悸者，怔忡也。心中筑筑然动气而不安也。其证有二焉：一者气虚，一者停饮。其气虚者，阳气内弱，心中虚空而悸；又汗下后，正气内虚，亦令人悸，与气虚而悸则又甚矣。治法皆须实其浮气也。其停饮者，因饮水过多，停满心下，心火恶水，不能自安而为悸也，治法须分水气。虽有余邪，必先治悸与水，免使水气散之而成他证也。故经有云：伤寒二三日，心中悸而烦者，小建中汤。少阴病四肢逆冷而心中悸者，四逆散加茯苓、桂主之。凡饮水过多而悸者，宜茯苓甘草汤合五苓散分利之。太阳病发汗过多，其人又手自冒，心下悸惕，欲得按者，宜桂枝甘草汤。凡厥而心下悸者，此有水气，当先治水，茯苓甘草汤。不然，水入胸中，必作利也。凡汗下后，内虚而悸者，小建中汤合人参三白汤主之。若脉沉细者，真武汤主之。经云：先烦后悸为热，竹叶石膏汤加参；先悸后烦者为虚，宜小建中汤。若太阳病小便利者，以饮水多，故心下悸，茯苓桂枝白术甘草汤；小便少者必里急，猪苓汤。阳明病壮热往来，心下悸，小便不利，心烦喜呕，小柴胡加葛根、猪苓①。太阳汗后脐下悸者，欲作奔豚，茯苓桂枝白术甘草汤。太阳汗不解，仍发热，心下悸，头眩，肌体瞤动，振振欲擗②地者，真武汤。少阳耳聋目赤，胸满而烦，妄加吐利，则悸而惊，与小建中汤；

① 猪苓：嘉庆本作"茯苓"。
② 擗（pǐ匹）：跌倒、仆倒。

有热，小柴胡汤主治也。

小建中汤　本方自有加减法①。

治三日心中悸者。

桂枝上　甘草下　芍药中　饴糖中

水、姜、枣煎服。

阳虚自汗加黄芪，名黄芪建中汤；脉沉足冷加附子，名附子建中汤；若血虚腹痛加当归，名当归建中汤。夫建者立也，盖因中气不足以此重立之也。呕吐者不可用此汤，盖甘能发呕；吐蛔者不可用此汤，盖因虫得甜②则逆上；中满不可用此汤，盖因甘能补气填实故也。

桂枝甘草汤

二味用甘烂水③煎服。夫汗多，则心虚欲得乎汗者。将水以物扬之千数遍，至水上有珠者是也，取其扬之无力，不助肾邪而克心火也。

桂苓甘草汤

治水停心下而悸者。

桂枝中　茯苓上　甘草下

水煎服。

辨伤寒身振例第十七

振者，身振振而动摇也。盖汗吐下后太过，使气血虚而作也。若汗吐下后，心下逆满，气冲胸，起则头眩，身振振动摇者，茯苓桂枝白术甘草汤。太阳发汗不解，仍发热，心下悸，

---

① 本方自有加减法：原脱，据薛贞本补。
② 甜：薛贞本作"甘"。
③ 甘烂水：当做"甘澜水"。下同。

头眩，身瞤动，振振擗地，真武汤。大抵气血俱虚，不能荣养筋骨，其身不能主持，故为振摇也。须大补气血，曾用人参养荣汤数服甚效。又一人身摇不得眠者，以十味温胆汤，倍用人参得效矣。

辨伤寒战慄例第十八

战慄，阴阳相争，故身为之摇也。邪气外与正气争则为战，邪气内与正气争则为慄。伤寒六七日欲解之时，必发战而汗出解也。战则正气胜，故得汗而解。慄则不战而但心战，头摇鼓颔，遂成寒逆者有之。此阴气内胜，正气虚极，不能胜邪，宜姜附四逆汤。故经云：阴中于邪，必内慄而战。邪在上焦，阴气为慄，足膝逆冷，便溺妄出，皆此类也。凡战主外，其人森然寒耸则身战摇；慄主内，则心战也。经云：寒之伤人，使人毫毛毕直，鼓颔战慄而无汗者，此表寒而战慄也，当发汗。病有战而汗出因得解者，盖其脉浮而紧，按之反芤，此为本虚，故战而汗出得解也。又云：脉阴阳俱停，谓无偏胜，以其寸关尺三部大小浮沉同等，虽剧当愈，必先战慄汗出而解也。若脉浮数，按之不芤，其人元本不虚，若欲自解，则汗自出而解，不发战也。夫战者，邪气将出，邪正交争，其人本虚，是以发战。且正气胜邪，则战已发热，大汗出而解也。若正气不能胜邪，虽战无汗为难治。若得半日或至夜有汗者，亦为解也。凡小柴胡汤证，而以他药下之，柴胡证不罢而仍在者，复与小柴胡汤服之，此不为逆。服汤良久，必蒸蒸而振，发寒热，汗出而解。若不发战而心慄者，此阴中于邪，必内慄也。凡正气怯弱，寒邪在内，是必为慄。盖战者，正气胜邪，欲解也；慄者，邪气胜正，故为重也。又有伤寒厥阴①逆，至第六七日，脉得微缓微浮，为有脾胃脉也。故知脾气全，不再受克，邪无所容，否极泰来，荣卫将复，水升火降，则寒热作而大汗解矣。

辨伤寒腹满例第十九

腹满者，腹中胀满也。脾为中央之土②，所以腹满多属太阴也。腹满不减者为里实，须下之；腹满时减者为里虚，当温之。若解表内不消，非大满，犹生寒热，亦未可下，是邪未全入腑也。若大满大实大坚，有燥粪，虽得四五日，亦可与下，谓邪已入腑也。若太阴腹满时减复如故，此虚寒从下上也，宜理中汤加厚朴、木香。若太阴证误下，因时腹满而痛，桂枝芍药汤，痛甚者桂枝大黄汤。阳明证潮热谵语，躁渴喘满，不大便者，大柴胡汤；大实大满者，用调胃承气汤；哕而腹满，小便难者，小柴胡加茯苓。三阳合病，腹满身痛，难以转侧，谵语，口中不仁，小柴胡汤；有汗，白虎汤。凡太阳吐食腹满，食不下，枳实理中汤加丁香、厚朴、木香治之。少阴六七日，不大便，腹胀满痛，急下之，大承气汤。腹皮痛者，脾不胜水，水与气搏皮肉之间，腹满而鸣，漉漉有声，小半夏茯苓汤加桂。下利腹满，身疼痛，先温里以四逆汤，后攻表以桂枝汤。汗后腹满，当温，厚朴半夏生姜人参汤。吐后腹满内实，当下，少与调胃承气汤；下后腹满卧起不安，当吐，栀子豉汤加厚朴。腹胀满者，阴阳不和也，宜桔梗半夏汤。大抵阳热为邪，则腹满而咽干；阴寒为邪，则腹满而吐利，食不下也。一切腹满，

---

① 阴：疑衍。

② 土：原作"十"，据薛贞本改。

以手按之而痛，或手按之不可近者，此为内实；若按之可揉而软者，皆为内虚也。

辨伤寒腹痛例第二十

凡腹中痛，邪气入里，正气相搏，则为腹痛。阳邪传里而痛者，其痛不常，当以辛温之剂和之。阴寒在里而痛者，则痛无休时，欲作利也，当以热剂温之。有燥屎宿食而痛者，则烦而不大便，腹满而痛也，当以苦寒之剂下之。诸痛为实，则痛随利减，此为里实。凡太阳证下早，因尔腹痛者，属太阴，桂枝加芍药汤；大实痛者，桂枝大黄汤。凡中脘痛属脾土太阴证，脉沉迟内寒者，理中汤加木香、砂仁；若下利清谷或欲绝者，四逆汤。小腹痛，属厥阴，茱萸四逆汤加当归、木香。凡内实腹痛，并绕脐硬满刺痛，烦躁发作及燥屎痛，宜下之，小承气汤。若潮热不大便，从心下至小腹硬满而痛，手不可近者，用大陷胸汤。凡胸中有热，胃中有邪气，腹中痛，欲呕吐者，黄连汤。如脉弦，腹痛，无寒热者，芍药甘草汤。凡脉弦，口苦，发热，腹中痛者，小柴胡去参加炒芍药；若寒热交作腹痛，加肉桂、芍药；寒多，去芩倍加桂；热多，去桂倍加芩、连、柴胡。凡少阴发热，手足冷腹痛，或咳或悸，或小便不利，或泄泻后重，四逆散加附子、炒芍药、官桂、吴茱萸；若发热，脉洪弦，腹痛者，芍药黄芩汤。伤寒四五日，腹中痛，若转气下趋小腹者，欲作利也，四逆汤主之。大抵腹痛有虚有实，若可按可揉而软者为虚，若不可按不可揉而硬者为实。又有寒、有热、有血、有食，当明辨之。治法先将凉水一杯，与病人饮之，其痛若缓，身有热者，属热痛，当用凉药清之；清之不已，而绕脐硬痛，烦热谵语，大便实者，属燥屎痛，当用寒药下之。

如食积痛，必噫气，恶食酸臭，如痛处不移，或在胁下，或小腹必硬满，小水自利，大便黑，此皆痛随利减之法也。若饮水愈加作痛者属寒痛，当用温药和之；和之不已，而或四肢厥冷，腹痛吐泻者，急用热药投之。须详脉来有力无力，乃为良法也。

辨伤寒小腹满例第二十一

小腹满者，脐下满也。若胸满，心下满，腹痛满，皆为邪气而非物，今小腹满则为有物而非气矣。若小便利者，则为蓄血之证；小便不利者，乃溺涩之证。渗利之剂，宜分两途。太阳病不解，热结膀胱，其人如狂，小腹急满者，小便自利，用桃仁承气汤，下尽黑物则愈。太阴身黄，小腹满，小便不利者，与五苓散利之，小便清白为愈。有阴虚寒证小腹满痛者，又当茱萸四逆汤温之，甚者灸关元、气海穴。又有病人手足厥冷，脉沉不结胸，小腹满，按之则痛者，此冷结膀胱，宜四逆汤及灸关元穴。凡病人素有痞气，连在脐旁，痛引阴筋者，名脏结，死证也。大抵以手按小腹，硬满而痛者为实，不痛者为虚，乃良法也。

辨伤寒小便不通例第二十二

邪气聚于下焦，结而不散，甚则小腹满痛，此小便不通也。大抵有所不利者，行之使其渗泄也。若引饮过多，下焦蓄热，或中热发黄，水饮停滞，皆以利小便为先。惟汗后亡津液，则以利小便为戒。设或小便不利，见头汗出者，乃为阳脱，关格病也。

太阳经发热，脉浮无汗，烦渴，小便不利，五苓散；若自汗多，不可用也。若引饮过多，小便不利，下焦蓄热，脉浮五苓散，脉沉猪苓汤。若太阳身黄，脉沉结，小腹满，小便不利者为蓄血，茵陈五苓散，甚者茵陈汤。

阳明病，发潮热汗多者，小便固少不可利，恐胃汁干也。若利之，必喘渴而死。脉洪大，舌干口燥，饮水不止者，人参白虎汤。若大便乍易乍难，小便不利而热者，此有燥屎也，调胃承气汤下之。若头汗出，壮热，渴饮水浆，小便不利；及阳明无汗，心中懊恼，小便不利，此二者必发黄，茵陈汤加木通、滑石去大黄；大便不通，加大黄下之。

少阳证，发热口苦，咽干或呕，或心下悸，胸胁满，小便不利，脉弦数者，小柴胡去芩加茯苓。口渴加竹叶、麦冬、天花粉去半夏。

太阴腹满自利，若小便不利，无热，脉沉者，理中合五苓散加厚朴、木通。分利其小便，大便自止也。

少阴四五日，小便不利，四肢沉重，大便自利者，真武汤。若四肢冷，或咳或悸，小便不利，或泄利下重者，四逆散加熟附。

厥阴寒闭厥冷，脉伏，囊缩入腹，小便不利，四逆汤加通草、茯苓、萸萸、当归，再灸关元、丹田、气海，兼熨法甚良。

凡治风温风湿，小水不利者，详见本条。阴虚火动，小便赤涩不利者，四苓散加木通、滑石、生地、黄柏、知母。若内热甚，大便不通，小水赤涩不利者，八正散。若不渴，小便不利者，热在血分也，四苓散加黄柏、知母、生地、当归、木通、白芍。

夫膀胱为津液之腑，气化而能出也。若有汗多者，津液外泄，小便固少，不可利，恐重伤津液也。待汗止，小便自行矣。凡小便自利，不可妄利，恐引热入膀胱，则变蓄血证也。

清肺饮

治热在气分，渴而小便不利，此上焦有热，肺气伤而不清，故宜清肺饮。

茯苓上　白术中　猪苓中　泽泻中　琥珀中　木通中　甘草下　薄荷中　瞿麦上　萹蓄上　滑石上

水、灯心煎服。

黄芩汤

治肺家燥渴，小便不通，此热亦在气分。

黄芩上　山栀中　合五苓散去桂

水、灯心煎服。

八正散

治热血气之分，实热，大便不通者。

车前上　瞿麦上　萹蓄中　甘草上①　木通中　大黄中　山栀上　滑石下

水、灯心煎服。

清心莲子饮

治虚热在气血之分，小便不利或频数。

黄芩中　黄芪下　人参上　地骨中　车前中　麦冬中　石莲肉中　赤茯苓中　甘草梢　加黄连

水、灯心煎服。

滋阴化气汤

治热在血分，不渴，膀胱有热，气不旋化或过服热药，小水不利者。

知母中　黄柏上　木通中　生地中　甘草梢下　加陈皮　木

① 甘草上：薛贞本作"甘草下"。

香　当归

水、灯心煎服。

滋肾丸

治阴虚小水不利，热在下焦不清，脐腹满闷。

知母二两　黄柏两半

酒浸晒干为末，肉桂末二钱，滴水为丸。每服一百丸，白汤送下。若小便苦不通，以车前草生取连根叶捣烂搅汁，再入生白酒半盏和匀送下立效。

滋阴益气汤

治虚热小便数。

人参上　黄芪中　当归上　白术中　陈皮中　升麻下　甘草下　软柴胡　知母中　黄柏中　麦冬下　车前下　生地中

水、灯心煎服。

一切小便不利，先将麝香半分，填患人脐中，上用葱白、田螺各捣烂成饼，封于脐上，用布带束住，良久下，用皂荚烧烟，熏入阴中，其水窦自通。妇女亦用皂荚煎汤熏洗不便处，小水自通。

辨伤寒小便数例第二十三

小便数者，频欲便而不多也。肾与膀胱虚而挟热，滑则水通，涩则小便难，故涩淋而数起也。若自汗而小便数者，虽有表证，不可用桂枝，为亡阳走津液也。太阳自汗，四肢拘急，心烦，微恶寒，脚挛急，小便数，误服桂枝汤，得之便厥者，与甘草干姜汤加芍药。太阳病吐汗下后，小便数，大便硬而谵语者，有燥屎也，小承气下之。若阳明自汗而小便数，脉浮数，胃不和而谵语者，调胃承气汤。若太阳阳明小便数而大便秘，此名脾约。约者，束也，俭也，谓约束津不行也。用脾约丸。阳脉浮而涩，浮则胃气强，涩则小便数，浮涩相搏，大便则难，是为脾约，用前脾约麻仁丸。又有肾虚阴①少，小便频数者，清心莲子饮加黄柏、知母、麦冬治之。

辨伤寒小便难少例第二十四

阴虚则小便难。阴虚者，阳必凑之。因膀胱受热，故小便赤涩而不能流利也。又云：虽不大便六七日，小便少者，但初硬后溏不定，或硬攻之必溏。须小便多，屎定硬，方可攻之。乃胃中水谷不分，虽通而不多也。阳明中风，脉浮紧，身黄鼻干，气短腹满，潮热而哕，心胁痛，小便难，小柴胡加茯苓；大便不通者，用调胃承气汤下之。太阳病小便难者，以饮水多，必心下悸，茯苓桂枝白术甘草汤；小便少者，必苦里结也，猪苓汤主之。

辨伤寒小便自利例第二十五

小便自利者，为津液偏渗，大便必硬，宜大柴胡下之。阳明自汗者，复发其汗，使津液内竭，屎虽硬犹不可攻，须蜜导法。太阴发热身黄，其小便自利，则湿热内泄，不能发黄。蓄②血证则小腹急而如狂，肾与膀胱俱虚，不能约制水液，二者皆令小便自利也。又有少阴病四逆，小便自利，或色白，为下虚有寒，真武汤去茯苓，甚者用四逆汤。三阳合病，腹满身重，口中不仁，面垢遗尿者，不可汗下，用白虎汤。若寒邪中

① 虚阴：薛贞本作"阴虚"。
② 蓄：原作"惟"，据薛贞本改。

于下焦，阴气为慄，足膝逆冷，便溺妄出，用四逆汤治之，及灸关元穴，甚良法也。

辨伤寒不大便例第二十六

不大便者，谓大便不通。皆因发汗利小便，耗其津液，所以肠胃干燥，而转属阳明里证多矣。有阳经邪热，传入正阳明胃腑，大便不通者；有邪热传入少阴经而大便不通者；有传入厥阴，大便不通者。俱当急下之，三承气选用，大便通而热愈也。有不当便下者，在于脉虚浮，恶寒，舌上白胎，或呕，此犹带表邪未解，不可攻。其呕者因邪全未入腑，虽有阳明证，亦不可攻也。小便清者，知邪不在里，仍在表也，亦不可攻。若不转屎气者，内无燥屎也，俱不可攻。但初硬后溏，脉浮而数，大便不通，燥渴，虽能食者，此为实热也，名曰阳结；若目中不明者，得屎即①解也，宜大柴胡下之，甚者用小承气汤。

脉沉而迟，不渴，不能食，身体重，大便反硬不通者，此为虚寒也，名曰阴结，用四物麻仁汤加熟附，若呕者用金液丹，外用蜜导法。

若阳脉浮而涩，小便数而大便难者，名曰脾约，宜麻仁丸。

太阳证曾经汗下吐后，微烦，小便数，大便硬，用蜜导法；若再下之，必清谷不化②。若阳明自汗过多，或已经发汗而小便自利，大便不通者，此为津液内竭，不可攻之，宜蜜导法。若元气实者，宜承气下之。

凡伤寒阳证，大便五六日不通，头疼，身热，燥渴者，又

---

① 即：薛贞本作"自"。

② 清谷不化：粪便中夹有不消化食物。

宜下之以大柴胡，甚者用大承气汤。此因大便燥结不通，邪热之气上攻于头而痛也。

调胃承气汤

治正阳明胃腑病，发热、自汗、谵语、燥渴、喘满、发黄俱此汤下之。

大黄上　芒硝中　甘草下

热加茯苓；渴加石膏。

水煎服。

小承气汤

治发热、燥渴、谵语、大便不通，小水短赤，此汤下之。

大黄上　枳实　厚朴下

有热加柴、芩①。

大柴胡汤

治日晡潮热及伤寒表里俱见之证。

柴胡上（升也）　黄芩中　芍药中　枳实中　大黄上（降也）半夏（渴去之，加天花粉）

蜜导法

治阳明自汗多而燥结不通。

用好蜜煎成如膏子，一二时许，将皂荚、麝香、细辛为末，和蜜捻成条子，放入谷道②中，其便即通。

制大黄法

用锦纹川地者佳，酒拌焙干收用，不伤阴血，壮盛热极者生用。

---

① 芩：疑为"苓"字。
② 谷道：指肛门。

解大黄芒硝法

治服之而下利不止者。

将参、术、干姜、甘草、熟附子、茯苓、诃子、肉果、粟壳、陈皮、升麻、木通，加乌梅、灯心煎。临服入炒壁土一匙调下，所以取土气以助胃也。

四物麻仁汤

治阴结不大便者。

当归上　川芎中　芍药中　熟地中　干姜下　麻仁中　附子中　桂下　加皂荚

当归润燥丸

治肠胃燥，大便不通。

当归上　芍药中　川芎中　桃仁中　熟地中　生地下　麻仁中

麻仁脾约丸

治小便数，大便秘者。

厚朴半两　麻仁一两　枳实一两　杏仁半两

炼蜜为丸，白汤送下五十丸。

辨伤寒无表里证例第二十七

夫无表里证者，又非表证之可发，又非里证之可下，俱宜用小柴胡汤和解之。

小柴胡汤　有加减法，备开少阳条下。

人参中　甘草中　半夏下　柴胡上

水、姜煎服。

卷之四

辨伤寒阴阳证论第一

凡治伤寒，须辨阴阳二证，不可误治也。且以阳证论之，则太阳、阳明、少阳，三阳也。如病在太阳，则热在皮肤之分，便有头疼、恶寒、体痛等证，其脉必浮而紧；如病在阳明，则热在肌肉之分，或壮热，或蒸蒸发热，或皜皜①发热，便有头额痛，或潮热自汗等证，其脉必微而洪；如病在少阳，则必肌或半表半里热，或往来寒热，便有头角痛，口苦，呕而胸胁满痛等证，其脉必弦而数。盖阳证，面红、光彩、唇红、口干、舌燥，能饮水浆，其人身轻，易以转动，常欲开目见人，喜欲言语，其声响亮，口鼻之气往来自然，小便或赤、或黄，大便或秘或硬，手足自然温暖，爪甲俱红活，此皆阳证也。如以阴证论之，则太阴、少阴、厥阴三阴也。如病在太阴，手足温而微冷，脉息渐沉，或自利腹满，呕吐不渴；如病在少阴，虽则发热，手足自冷，脉必沉细；如病在厥阴，则手足厥冷、脉微而缓，甚则唇青、舌卷、囊缩。大抵阴证，则面青黑，或有虚阳泛上，面虽赤色而不红活光彩，其人身重，难以转侧，或向壁卧，或蜷卧欲寐，或闭目不欲见人而懒言语，或气少而难以布息，或口鼻乏气，往来自冷，其声音不响亮，或前轻后重，或时躁热烦渴，不能饮水，唇口或青或紫，舌色或青或紫或白苔铺满而滑，不见红色，手足自冷，爪甲或青或紫，血自不红

---

① 皜（hào 浩）皜：据文义当作"熇（hè 贺）熇"。火势炽盛貌。

活，小便青白或淡黄，大便不实而或泻，或热在肌表之分，以手按之，殊无大热。阴甚者，则冷透手也。阴证发热自与阳证发热有异，不可以面赤、烦渴为论，要在明辨治之。

辨伤寒阳证似阴例第二

阳证似阴者，乃火极似水也。盖伤寒热甚，失于汗下，阳气亢极，郁伏于内，反见胜己之化于外，故其身凉，手足逆冷而乍温，状若阴证。大抵唇焦、舌燥、能饮水浆、大便闭硬、小便赤涩，设有稀粪水利出，此内有燥屎结聚，乃旁流之物，非冷痢也。再审有屁极臭者是也。其脉虽沉，切之必滑数有力；或时燥热不欲衣被，或扬手掷足，或谵语有力。此阳证也。轻则用四逆散合小柴胡汤，渴用白虎合解毒汤，潮热大便实者用大柴胡汤；重则燥、实、坚、硬、痞、满全具者，用大承气汤下之。故经云：身寒厥冷，其脉滑数，按之鼓击于指下者，非寒也，此则阳盛拒阴也。

辨伤寒阴证似阳例第三

阴证似阳者，乃水极似火也。盖伤寒传变，或误服寒凉药，攻热太速，其人素本肾虚，受寒遂变阴证。冷极于内，逼其浮阳之火发见于外，其人面赤烦躁，欲坐井中，身有微热，渴欲饮水，复不能饮，大便闭结不通，或自利，小水淡黄，或呕逆，或气促，或郑声，或咽痛，所以状似阳证。庸医不识，见其面赤烦渴便结，认作阳证，妄投寒冷之剂，下咽遂毙，可不谨哉！切其脉若沉细迟微，以通脉四逆汤，倍加参、附以接真阳之气。设或救迟，遂至阴盛阳衰，虽使参、附亦不能救。此与阴甚格阳例同。《内经》所谓：身热脉数，按之不鼓击于指下者，此乃阴盛①格阳，非热也。又云：面赤目赤，烦渴引饮，脉来七八至而按之则散者，此无根之脉，用人参四逆汤治之而愈。此阴阳幽显之奥，水火徵兆之微，伤寒须得传受②讲明，庶获效矣。

理中汤　本方有加减法。

治太阴腹痛，或呕吐食不下，或腹中痞，或自利不渴，脉沉迟无力。

人参中　白术中　干姜上　甘草下

加肉桂、陈皮；寒极脉微厥冷，或脉伏绝，加熟附子；呕吐，加姜汁、丁香、半夏，去甘草，盖甘能发呕，故去也；吐蛔，加乌梅、花椒，去甘草；若呃逆，加良姜、丁香、沉香、柿蒂、姜汁；若脐下筑筑然动气者，此肾气发动，即奔豚也，须去白术，加肉桂；如腹胀，加厚朴；若心悸，或小便少，加茯苓；若泻多不止，加炒苍术、白术、肉果、诃子，甚不止，加升麻少许、粟壳以陈壁土炒用；若泻多，小便不利，合五苓散，名理苓汤；若内虚腹痛，合小建中汤；若内实腹痛，加木香、砂仁，名香砂理中汤；若心痞满，或寒实结胸不散，加枳实，名枳实理中汤；若中脘因于寒食痞闷，加青皮、陈皮，名治中汤；若内寒腹痛甚，加茱萸、乳、没、丁香、木香；用诸药，其痛不止者，加大黄利之，此痛随利减之法。故经云，痛则不通，通则不痛，是也。

麻黄附子细辛汤　本方有加减法。

治少阴始得病，无头痛便发热，面赤，脉沉，足冷者。盖此先因欲事，而后伤寒，名曰，夹阴伤寒。肾家真气内弱，

---

① 盛：薛贞本作“甚”。

② 受：薛贞本作“授”。

所以脉沉足冷，因虚阳上升，所以面赤。用附子以温少阴肾经，而助真阳之气，佐以麻黄，发散表间寒邪，加以细辛，引入少阴部分，乃仲景妙法，不可不知也。

麻黄中　附子上　细辛下

水、姜煎服，取微汗为度。若病轻，去细辛，加甘草以缓之，名麻黄附子甘草汤。

附子汤

治少阴手足厥冷，身体疼痛，脉沉者；又有二三日，口中和，背恶寒者；又治脉微细，但欲寐者；又蜷卧恶寒，欲寐者；又肾虚，饮水自救，小便色白者。并宜服之。

人参中　芍药中　白术中　茯苓下　附子上　加干姜

水、姜煎服。

真武汤

治少阴二三日不已，至四五日腹痛，小便不利，四肢沉重疼痛，下利者，为有水也。其人或咳、或呕、或小便自利者，即前附子汤去参，名真武汤。若咳者，加五味、细辛、甘草。若小便利，去茯苓；不利，去芍药，加干姜。若呕去附，加生姜、半夏、陈皮。脉虚细，加人参。若汗、下、吐后，虚而肉瞤筋惕，身振欲擗地者，本汤加参、芪、归。本方有加减法，在前。

四逆散

治少阴，四肢逆冷，其人或咳悸，或小便不利，腹中痛，或泄利下重，此四味，乃平寒之剂，如何可治四逆之冷？盖此四逆，为阳邪传变厥阴经故也。此解传经之邪，非治阴寒也。

柴胡上　芍药中　枳实中　甘草下

水、姜煎服。

若咳加五味、干姜；下利，心下悸，加桂枝；小便不利，加茯苓；腹痛，脉沉，足冷，加熟附；呕加生姜汁。

四逆汤　又名通脉四逆汤，本方自有加减法。

治少阴症，初起无头疼，无身热，就便恶寒、厥冷、脉沉、或伏战慄、踡卧，或呕吐、泻利腹痛，此名直中，阴经真寒症；又治夹阴中寒，面色青、脉沉、厥冷、囊缩、舌卷者；及治下利清谷，里寒外热，身痛，脉沉，厥冷，脉微欲绝者；或腹痛、干呕，或咽痛下利，与少阴烦躁、下利不止，脉不出者。

附子上　干姜中　甘草下

虚人加人参、白术；泻多加炒白术、苍术、茯苓；甚下利者，加肉果、诃子、粟壳、升麻、炒陈壁土、熟艾、木通、灯心二十根，取土气以助胃气，取升麻以提元气，不过此至阴之下，求其升也。面赤加葱白九茎；呕吐不止，加姜汁、半夏、陈皮；胃寒呕不止，加丁香；咽喉痛不利，加桔梗；大腹痛，加肉桂、良姜；小腹绞痛，加茱萸、青皮、茴香；腹痛甚不止，加木香、乳香、没药、砂仁、熟艾、玄胡索；口食寒食，身受寒气，加砂仁、草果、藿香叶；恶寒战慄，加麻黄、桂枝；骨体痛甚，加桂枝、羌活、苍术；胃寒发呃，加丁香、柿蒂、茴香、良姜为末，姜汤调服，或入前汤调服立止；脉不出，加猪胆汁合生脉散、麦冬、五味子、人参三味，脉渐渐缓出者生，不出者死，暴出者亦死，手足不温暖者亦死；口吐涎沫，加盐炒茱萸，名茱萸四逆汤；有寒痰，加半夏、姜汁、陈皮；若误服寒凉药过多，胸腹胀满，关格不通，呕逆不止，汤药不受欲死者，本方加丁、沉、木香、苏子、槟榔、枳实、陈皮，姜汁传送，去甘草；若六脉沉伏或绝，手足指甲唇青，舌卷囊缩者，难治；先用蒸脐熨法，急灸关元、气海，候醒人事，灌入前药，如神应矣；若不省人事，脉不至，手足逆冷不温，舌卷、囊缩、绝汗出、目直视者，必死无医；凡尼姑、宫女、寡妇、室女与有夫妻妾不同治。设患伤寒症，倍加附子，不必疑。乃阴多阳少故也，孕妇患寒症，当用熟附，必加黄连，兼用桂者，桂虽动胎，炒用无害，将沉香坠之。又有阴极发躁渴者，不可用凉剂，若误用之，使渴甚躁急，死之必矣。专主热剂冷饮，其躁渴自止，躁极加辰砂末调服。水、姜煎，入麝香少许，冷服免吐，如受药不转出，为效，吐出难治。

霹雳散　本方自有加减法。

治阴极发烦躁，如物极则反。乃阴极似阳，身热面赤，烦躁不能饮水，脉沉细，或伏绝。

熟附子，加人参、甘草、白术、干姜、细茶一撮，煎，入蜜二匙，麝香少许调。顿冷服下，须臾汗出，得睡躁止，乃愈；如不得睡、无汗，复加烦躁不安，身热下利不止，脉不出者死。烦躁，欲坐卧泥水井中者，阴盛故也，加辰砂、远志、茯神；面赤者，下虚故也，加葱白九茎；身热者，里寒故也，加桂枝；泻不止，加炒白术、人参；呕吐不止，加姜汁、半夏、陈皮、丁香；腹痛，加砂仁、吴茱萸、木香；甚不止，加乳、没；虚寒气逆上，加沉香、苏子；有痰，加半夏、橘红；无脉，加猪胆汁一匙调服；阴盛隔①阳者，但不能饮水者是也，引饮者非也。

白通猪胆汁汤　有加减法。

治少阴下利，脉微者，与白通汤，利不止，厥逆无脉，干呕、烦、欲饮水者，服此汤。脉暴出者死，微续者生。

---

① 隔：据文义当作“格”字。

附子上　干姜中　葱白二　胆汁一匙　童便一匙　加人参白术

水、姜煎，入童便、胆汁煎一二沸，温服。

若干呕，烦，躁盛不宁，将药在水中浸冷服之。凡热药冷服，下咽之后，冷体既消，热性乃发，由是病气随愈，呕哕皆除，情且不违，而益至大也。和人尿、胆汁咸苦寒物于白通汤，热剂之中可以解上焦格拒之热也，用此药之微妙，要在精专耳。

当归四逆汤　有加减法。

治厥阴手足厥冷、脉沉细，或小腹绞痛，或呕逆、囊缩，脉伏绝者。

当归上　肉桂中　白芍中　细辛中　通草中　甘草下　生姜下大枣二枚

水煎服，加吴茱萸。寒甚加熟附。脉不出加人参。

吴茱萸汤　有加减法。

治干呕、吐涎沫、头痛甚者。

吴茱萸上　人参中　加干姜

若阴寒极冷，唇青、舌卷、囊缩，加附子，再用灸法甚良。

辨伤寒阴毒伤寒例第四

阴毒者，其人肾经本虚，素有积寒在下，或又先因欲事，已后着寒，或误服寒凉药，或食生冷物，内既伏阴，复加外寒，内外皆寒，遂成阴毒。盖积寒伏①于下，微阳消于上，阴气极甚，阳气衰微而成毒也。阴毒伤寒，则额上、手背冷汗自出；其毒气渐深，则鼻如烟煤，舌上黑苔而滑；其候，目睛疼，身

---

① 伏：薛贞本作"复"。嘉庆本作"凝"。

重如被杖痛，背强，小腹里急绞痛；或咽喉不利，致毒气攻心，心下胀满，结硬如石，四体坚冷如冰，汤药不受；或气促呕闷，或冷汗不止，或烦躁吐利，甚则神思昏沉，手指甲青、唇青、舌卷囊缩，六脉沉细而疾，或六脉伏绝。此皆阴寒毒气入深，先用姜汁、好酒各半盏，热服，脉来可治，察其虚寒伏阴用药。又当知病人有无痛处，若痛甚者，脉必伏，急用蒸脐熨法，灸关元、气海法，灌入煎药，此为斡旋①之功矣。

加味四逆汤　有加减法。

治阴毒证。

附子上　干姜中　人参中　甘草下　加吴茱萸

烦躁呕逆，加姜汁、半夏；渴者，去半夏。用水浸，冷服之。躁定、渴止。此热因寒用也。面赤加葱白。

正阳散

治阴毒，面唇青，口张出气，心下硬满，身不热，额上有汗，烦渴、舌黑、多睡，四肢逆冷。

附子上　干姜中　甘草下　皂荚下　麝香五厘

水、姜煎服。

阴毒甘草汤

治伤寒时气，得病一二日，便结成阴毒，或服药后四五日，或十余日，变成阴毒。身重背强，腹中绞痛，咽喉不利，毒气攻心，心下胀满硬如石，短气不息，呕逆、唇青、面黑、四体如冰，身如被杖，其脉沉细而疾，或伏绝。

甘草中　升麻中　当归上　雄黄中　川椒中　鳖甲下　桂枝上

---

① 斡旋：扭转，挽回。

水、姜煎服。先进一服，如人行五里，再进一服，取汗出乃愈。盖阴之气随汗而出也。五六日可治，七日不可治。

蒸脐法

治阴毒呕逆，吐利腹痛，身如被杖，四肢厥冷，过于肘膝，昏沉不省，六脉或沉伏、或绝，心下胀满结硬，坚冷如冰，汤药不受，面唇指皆青黑色，或时郑声，舌卷、囊缩、烦躁、冷汗不止，腰背腿疼，此皆阴寒毒气入深，急用蒸脐法。将麝香、半夏、皂荚末一匙，填入患者脐中，后用生姜、薄荷①贴于脐上，放大艾火于姜片上，蒸二七壮，灸关元、气海二七壮。热气通其内，迫寒出于外，阴退而阳复矣。如手足温暖即止，知人事者生，灌入生姜汁，照前用药，不可与凉剂，误服必死。

熨脐法

治伤寒阴毒入深，昏沉不省，体冷如石，心腹坚硬，脉伏欲绝。及治夹阴中寒，小腹绞痛，面青、舌卷、囊缩者，用葱头缚一把，切去叶、留白根，切饼两寸，饼放脐上，以熨斗盛火于饼上熨之，饼烂再换，再熨。热气入腹，以通阳气，如小便不通，以利为止。

熨法

治太阴中寒，面青，小腹痛，小水不利，胀满，脉沉，足冷，用茱萸二三合，麸皮一升，盐一合，拌匀炒热，以绢包，于腹中上下热熨之，自然有效。若伤寒阳症，用大黄、芒硝利药不行，用此熨之，使药气得热则行，大便易通矣。

灸阴寒症法

治面青，厥冷，腹痛，呕吐，泻利，舌卷，囊缩，手指甲

---

① 薄荷：薛贞本作"薄片"。

唇青，心下坚硬胀满，冷汗不止，四体如冰，昏沉不省人事，脉伏绝者。

气海穴在脐下一寸五分，丹田在脐下二寸，关元在脐下三寸，用大艾灸二七壮，但手足温暖，脉至，知人事，无汗要有汗出，即生；不暖，不省者，死。大抵阴症不分热与不热，看脉下①药，最为的当。不拘脉之浮沉、大小，但指下无力，重按全无，便是伏阴，专在脉来无力中主病。脉气空大而数，按之不鼓击于指下者，此为脉从病反，阴盛格阳，非真热也，诸阴皆然。治阴寒，用附子，顶圆脐正，一两一枚者佳，去皮脐，每一两用黄连、甘草各二钱，绿豆一撮，盐、水、姜汁各半盏，入砂锅煮，七八沸后入童便少许，再煮二三沸，捞起焙干，入瓷器盛贮，伏地气一昼一夜出火毒，以后取用无毒。如误服附子多，而面目赤者，乃附毒之过，先将黄连半两、生地三钱、麦冬二钱、甘草五分、黄芩二钱、黄柏二钱、山栀二钱、犀角一钱、绿豆一撮，水二钟，煎至钟半，再加莱菔捣汁半盏，煎至八分，冷饮，以解附毒。如无莱菔，用子捣汁亦可，若解迟，必躁乱烦渴不已，血从耳、目、口、鼻出者，必死。此为良法。

辨伤寒胸中冷厥例第五

凡手足厥冷，脉乍紧者，此邪结在胸中也。故心中满而烦，饥不能食者，此病在胸中，宜吐之，用瓜蒂散主之。

辨伤寒除中例第六

凡伤寒脉迟，厥深下利，当不能食。若反能食者，名曰除

---

① 脉下：原脱，据薛贞本补。

中，此证必死也。

辨伤寒寒热厥例第七

伤寒寒热而厥，面色不泽，冒昧，两手无脉，或一手无脉，此时要有汗出，如重阴欲雨之状，多用绵衣，盖暖手足，或用火砖布包放于足下，急用热姜汁调稀米汤服之，温覆取汗乃愈。若汗出不止者，用人参、熟附子、干姜、桂枝、麻黄根、五味子、麦门冬煎汤救之。若汗不止，脉不至者死。

辨伤寒蛔厥例第八

蛔厥者，其人手足冷而吐蛔也。厥阴病，其人素有寒，妄发其汗，或汗后身热，以致胃中虚冷脏寒，饥不能食，食即吐蛔。蛔入胸，故乍静乍烦，须臾复止，得食而呕又烦，蛔闻食即出。轻者吐小虫，重者吐长虫。舌干口燥，常欲饮水浸舌，不欲咽。蛔上，烦躁，昏乱欲死，两手脉沉迟，足冷至膝；甚者连蛔并屎俱出，或大便秘而不行。此证虽出多端，可救治也，加味理中安蛔汤主之。又有胃中空虚，虫无所安，反食其真脏之血，病人心胸胁下有痛阵，必撮眉①呻吟，或时下血如豚肝色，或如湿毒脓状，或如鲜血色，或下利急迫，或昏沉不省人事者。一切吐蛔，虽身火热，不可与凉剂，服之必死。俱用理中安蛔汤加减治之，待蛔定，却以小柴胡退热。夫虫者上半月虫头向上，易治；下半月虫头向下，难治。先以肉汁或糖蜜引虫头向上，然后用药，中病则止。又有厥阴病消渴，气上冲心，饥不能食，食即吐蛔，既曰胃寒，复有消渴之证。盖热在上焦，

---

① 撮眉：皱眉。

而中下焦则俱寒而无热，此实至言也。若大便实者，用理中汤加大黄，入蜜少许微利之。

理中安蛔汤　有加减法。

人参中　白术中　干姜上　茯苓中　乌梅三个　花椒

水、姜煎服。

手足冷，加附子；有呕，加陈皮、半夏；吐蛔未止，加黄连、苦楝根皮、细辛。治蛔不可用甘草甜物。盖蛔得甘则动于上，得酸则静，见苦则安，得辛辣则头伏于下也。如合丸药，用乌梅浸烂蒸熟，捣如泥，入前末药，再捣如泥。每服十丸，米汤吞下。

加味小柴胡汤

治吐蛔身热不退。

柴胡上　黄芩　黄连中　半夏下　人参下　干姜下　乌梅
黄柏中　花椒下　细辛下　楝树根皮中

水、姜煎服。

辨伤寒冷结膀胱例第九

凡手足厥冷，脉沉细，无结胸，但小腹胀满，按之痛者，此冷结膀胱，须灸关元穴。

宜服茱萸当归四逆汤。

附子上　干姜中　甘草梢下　当归中　茱萸　通草下　青皮中
官桂少许（引达下焦）

水、姜、灯心煎。外用揉法。

若身热，脉数有力者，此是热结膀胱。

宜用加减滋阴汤

当归　生地　黄柏　知母　木通　猪苓　滑石　琥珀　青

皮　木香　甘草梢　山栀　萹蓄

水、灯心煎服。

若伤寒脉浮，发热而渴如狂，此太阳传本，亦是热邪结在膀胱，宜服五苓散利之，是太阳经里药也。若小便自利，大便黑，小腹硬满而痛，如狂者，此有蓄血，宜桃仁承气汤加青皮，下尽黑物则愈。

辨伤寒短气例第十

短气者，乃鼻中呼吸之气，出入短少而不相接续也。表证不解，汗出不彻，其人面色缘缘正赤，烦躁不安，其身不知痛处而短气者，宜发汗则愈。心腹坚满，自汗多短气者，邪在表而为虚，宜用桂枝汤实表则愈。阳明内实不大便，潮热自汗，躁渴谵语，心腹坚满而短气者，邪在里而为实，宜大柴胡下之，重者用调胃承气汤。阴证脉沉细，手足冷恶寒，面如刀刮，口鼻之气，难以布息而短气者，宜人参四逆汤温之。因汗吐下后，元气虚弱，脉微细，气不能相接而短少者，宜人参养荣汤。干呕短气，痛引胁下，汗出不恶寒，此表解里未和也，十枣汤。短气烦躁，心中懊侬者，栀子豆豉汤。风湿相搏，一身尽痛，汗出小便难，恶风不欲去衣被，短气者，甘草附子汤。食少食多，水停心下，满闷短气者，茯苓甘草汤；小便难，五苓散主之。

人参养荣汤　有加减法。

人参上　黄芪中　白术中　当归上　橘红中　茯苓中　川芎中地黄中　五味下　麦冬中　官桂　甘草下

有热加黄芩、柴胡；阳虚加熟附；阴虚加黄柏、知母；不眠加辰砂、远志；气急加沉香。

辨伤寒多眠例第十一

多眠者，卫气昼则行阳，夜则行阴，行阳则寤，行阴则寐，阳气虚阴气盛则目瞑，故多眠，乃邪传阴不在阳也。昏昏闭目者，阴司阖也。默默不言者，阴主静也。脾肝肾经，谓之阴司。太阳证十余日，脉浮细嗜卧者，外已解，神将复也。设胸满胁痛者，属少阳也，小柴胡加桔梗。若浮紧无汗者，太阳未解也，宜麻黄汤汗之。若鼻干不眠者，风热内攻，不干乎表，热气伏内则多眠，小柴胡汤。凡汗后身凉脉静而好睡者，病之愈也。少阴脉微细，但欲寐，或蜷卧恶寒，或喜向壁卧，或身体沉重欲寐，脉沉逆冷者，皆属阴证也，附子汤。风温，脉阴阳俱浮者，汗出身重，鼻息鼾睡，语言难出，用葳蕤汤。狐惑唇口生疮，咽干声哑，面乍白乍黑，但默默欲眠，治在本条。

辨伤寒昼夜偏剧例第十二

凡病昼静夜剧者，热在血分，宜四物汤加黄柏、知母、芩、连、山栀、丹皮、软柴胡主之。若夜静昼剧者，此热在气分，宜小柴胡汤加山栀、黄连、知母、地骨皮主之。若昼夜俱剧者，此热在气血之分，宜小柴胡合四物汤加连、栀主之。若有表证，脉浮数不安，宜汗之则愈。若里实躁渴，大便不通，谵语，昼夜不宁者，宜下之则愈。若下后复发热，昼则烦躁不得眠，夜则安静，脉沉微无大热者，干姜附子汤。凡妇人热入血室，昼则明了，至夜谵语者，小柴胡加生地主之。

辨伤寒不眠例第十三

不眠者，阳盛阴虚，则昼夜不眠。盖夜以阴为主，阴气盛则目闭而卧安。若为阳所胜，则终夜烦躁而不宁，所谓阴虚则夜争也。

一、太阳脉浮，身痛无汗，烦躁不眠者，宜汗，此则邪在表也。

二、阳明经头额痛，目疼，鼻干，身热不眠，脉微洪，则邪在表，宜葛根汤以解肌。若自汗脉洪数，表里俱热，烦渴，舌燥饮水者，人参白虎汤。若蒸蒸发热，或潮热自汗，大便实，燥渴谵语，宜调胃承气汤下之。又若大热，错语，呻吟，干呕不得眠者，黄连解毒汤主之。此则热在里也。若表里大热，舌燥饮水不眠者，白虎合解毒汤主之。大抵胃不和则睡不安，故宜解热，胃和则已。

三、少阳发热，呕而口苦，胁痛，心烦不眠，脉弦数者，小柴胡汤加黄连、山栀主之，此则邪在半表半里也。虚人津液不足者，加麦门冬。

四、少阴证二三日，心中烦不眠者，黄连鸡子汤。又下利六七日咳而呕，心烦不眠者，此停水也，猪苓汤。

五、太阳病发汗后，不得眠，脉浮数，微热烦渴，小便不利者，五苓散。若大汗胃中干燥，烦渴欲饮水者，宜少与之即愈，不与则喘渴而死。脉数大，用人参白虎汤加竹叶，不可用五苓也。若发汗吐下后，虚烦不得眠者，必反复颠倒，心中懊憹，栀子豉汤。若下后复发汗，昼日烦躁不得眠，夜安静不呕，不渴，无表里证，脉沉微，无大热，干姜附子汤。汗下后，虚烦不眠者，温胆汤加竹叶、石膏、山栀、乌梅、辰砂主之。若小便不利，大便乍难乍易，微热而喘不得眠者，有燥屎也，大承气下之。

六、伤寒瘥后饮酒烦闷，干呕口燥，呻吟错语不得眠者，黄连解毒汤加乌梅、干姜、干葛主之。

七、瘥后不眠者，即热气与诸阳相并，阳气未复，栀子乌梅汤。

八、阳挟阴，狂言不眠，乱梦，心烦，气乏者，酸枣仁汤。阴挟阳，则惊悸昏沉，温胆汤。

九、若汗下太过而阳气衰，不得眠，若无热证，又当四逆汤主之，以退阴复阳也。

十、少阴寒证，阴极发躁不得眠，脉沉细，足冷面赤，或下利，身疼痛不得眠，脉微者，四逆汤加参术主之。

十一、中风汗出，脉濡弱，将厥而且寒，烦躁不眠，宜小建中汤。

酸枣仁汤

枣仁上　人参中　桂心下　石膏　茯神上　知母中　甘草下

水、姜、枣煎服。

加味酸枣仁汤

枣仁上　甘草下　知母中　麦冬中　茯仁上①　川芎中　干姜下
当归上

水、姜、枣煎，调辰砂末。

黄连鸡子汤

黄连　黄芩　芍药　阿胶　鸡子黄　加当归　远志

水、姜煎至一钟，下胶烊化尽，入鸡子黄，搅匀，去渣温服。

栀子乌梅汤

栀子　黄芩　柴胡　甘草　乌梅　人参　麦冬　竹叶

---

① 茯仁：即"茯神"。

水、姜、枣煎服。

加味温胆汤

半夏　竹茹　陈皮　枳实　甘草　枣仁　人参　茯神

心烦内热，加黄连、山栀、远志、麦冬；口中烦渴去半夏，加麦冬、五味、天花粉、知母；表热未除，加软柴胡；内重大便自利者，加茯苓、白术、煨干姜，去枳实；表里俱大热者，加石膏、知母，去半夏；烦躁虚惊，加当归、生地、栀子、远志，调辰砂末；心中颠倒，懊憹者，加栀子、乌梅；胃气虚弱，不得眠者，加炒粳米。水、姜、枣煎服。

辨伤寒咽痛例第十四

咽喉不利，或痛或呕，皆毒气上攻，有阴阳二毒，有少阴，有伏气，要在审察治之，不可一例作为风热治也。阳毒咽喉肿痛，乃热极也；阴毒咽喉不利，乃寒极也。治在本条。

少阴病二三日咽喉痛，用甘桔汤。若下利咽痛，胸满心烦者，用猪肤甘桔汤。下利清谷，里寒外热，脉微欲绝，面赤咽痛者，用通脉四逆汤。伏气者亦属少阴，谓之肾伤寒。因冬月伏寒在于肾经，头疼腰痛，脉微弱，发则咽痛，后必下利，用蜜煮附子四逆汤，以温肾经则愈，不可用寒凉之药也。少阴病咽中生疮，不能言语，声不出者，用苦酒汤。

苦酒汤

苦酒①　半夏　鸡子

将半夏、鸡子入苦酒内炖②，火中三沸去渣，少少含咽之，

---

①　苦酒：醋。
②　炖：原为"顿"，据文义改。

不瘥者，宜再服二三剂。

甘桔汤　有加减法。

桔梗　甘草

水煎服。痛甚加猪肤。

犀角玄参汤　有加减法。

治阳毒咽痛。

犀角　玄参　甘草　桔梗　升麻　黄芩　黄连　石膏　连翘　黄柏　山栀　薄荷　麝香

大便秘，加大黄、芒硝。若斑①出，加大青，以青黛代之亦可。

水煎服。

凉膈散

治热在上焦，脉洪数而咽痛者。

连翘　薄荷　山栀　大黄　芒硝　甘草

水煎服，或茶调下。

吹喉散

青黛　山豆根　芒硝　片脑　硼砂　胆矾　牛黄

各为细末，先服甘桔汤，漱过，将前末药吹入喉中最效。如痰涎壅塞，以鹅翎蘸桐油和皂荚末探吐为效，次吹入末药，再以针刺患处，并少商穴血出即宽。

辨伤寒怫郁例第十五

怫郁者，阳气蒸越，形于头面肌肤之间，聚赤而不散也。太阳病发汗不彻，并于阳明，续自微汗出，面色赤者，阳气怫

---

① 斑：原作"班"，据薛贞本改。

郁于表，面色缘缘正赤，其人烦躁不知痛处，用葛根汤解肌。若太阳病发汗不彻，脉浮紧而面赤者，表未解也，用麻黄汤汗主之。若面赤身痒者，以其不得小汗出故也，用桂枝麻黄各半汤。病人大便乍难乍易，小便利有微热，怫郁不得卧，此有燥屎作实，用调胃承气汤下之。吐汗下之后，虚极，胃中虚冷，外色怫郁，假色于面，乃内寒也，宜用理中汤，手足冷者加附子。吐下之后虚矣，或复汗之，其人怫郁，复与之水，因而得哕，此胃寒也，用桂枝人参汤加茯苓。吐汗下之后，得哕怫郁者，内虚也，用人参四逆汤。伤寒被火劫，汗出不解，邪热与火交攻，而发怫郁，蒸于肌肤，身目俱黄，用茵陈汤。阳明内实，热盛，脉洪大，面色赤，烦渴舌燥饮水者，用人参白虎汤。潮热自汗，谵语面赤，燥渴大便实者，用大柴胡汤加芒硝。少阴下利清谷，里寒外热，或身痛，脉微欲绝，面赤或咽痛者，用通脉四逆汤加葱白。有下利脉沉迟，面色少赤，身有微热，下利清谷，郁冒，汗出而解，病人必微厥。所以然者，其面戴阳，下虚故也。大抵阴证怫郁，并下虚人怫郁者，自是赤而不光盛也。若阳病表不解，并内实热甚者，赤而光盛也。要在审其虚实寒热，不可见其面赤概作热治之，以致误也。

辨伤寒惊惕例第十六

　　惊惕者，心中动悸，惕然而惊也。太阳病加温针，必惊惕也。又伤寒八九日下之，胸满烦惊，小便不利，谵语，一身尽痛，用柴胡龙骨牡蛎汤主之。又少阴病耳无所闻，目赤胸满，不可吐下，若吐下则生惊惕也。又伤寒脉结代，心动悸者，用炙甘草汤。凡风湿被火①，则如惊痫也。阳明被火，发热汗出，不恶寒，加温针，必惊惕而烦躁不眠也。太阳脉浮，宜以汗解，妄以火迫，必惊狂，起卧不安，宜桂枝去芍药加蜀漆牡蛎龙骨救逆汤主之。大抵伤寒汗吐下之后虚极之人，或因事惊恐，遂生惊惕者，宜养心血安神之剂主之。

柴胡加龙骨牡蛎汤

柴胡　龙骨　牡蛎　半夏　人参　茯苓　桂枝　铅丹　大黄

水、姜、枣煎服。

炙甘草汤　一名人参复脉汤

人参　甘草　桂枝　生地　阿胶　麦冬②　麻子仁

水、姜煎。

凡脉代者，死也。若结而代者，可治。故用此汤主之。凡心中惊惕，人虚，脉弱者，可服此汤；无内热，生地减半；虚寒者，加煨干姜；脉伏，加五味子，助人参、麦冬以生脉也。其桂枝救逆汤见发斑条下。

辨伤寒奔豚例第十七

奔豚者，如江豚之状，气从小腹上冲心而痛也。凡欲作奔豚者，其气在脐下筑筑然而动也，宜理中汤去白术加肉桂主之，痛甚加茱萸。凡烧针令其汗出者，针处被寒，核起而赤者，必发奔豚也。宜灸其核上各一壮，与桂枝加桂汤。若痛甚手足厥冷者，宜当归四逆汤加肉桂、吴茱萸主之。盖桂大能泄奔豚，

---

① 被火：指运用灸、熏等火法治疗。下同。
② 麦冬：原作"麦门"，据薛贞本改。

茯苓能伐肾邪，故加之；术能燥肾闭气故去之，药中不可不慎也。用甘烂水煎药，取其力薄，不助肾邪也。

辨伤寒狐惑例第十八

狐惑湿䘌①，皆是虫证。盖伤寒失于汗下不解，多日传变，因腹中有热，食入无多，肠胃空虚，三虫求食，而食人五脏。且狐惑者，如狐②之下冰，取犹豫不决进退之义。若虫食其肛则声哑，虫食其脏则咽干。当看上唇有疮，虫食其肛；下唇有疮，虫食其脏。面色乍白乍赤乍黑，变易无常，四肢沉重，恶闻食气，默默欲眠，目闭，舌白齿晦，杀人甚速，越人望而畏之。

黄连犀角汤

治狐惑症。

黄连　犀角　乌梅　木香　加苦参

水煎服。

桃仁汤

治䘌症。

桃仁　槐子　艾叶　加苦参

水煎服。

雄黄散

雄黄　青松子　苦参　黄连　桃仁

上各为细末，生艾捣汁和丸，小指大，绵裹纳入肛门内，治虫食脏也。再用雄黄、艾叶，烧烟熏之。

---

① 䘌（nì 腻）：隐匿难见之小虫，或虫咬之病。下同。
② 狐：原作"弧"，据薛贞本改。

辨伤寒漱水不欲咽例第十九

阳明证口燥，但欲漱水不欲咽者，必作衄，用犀角地黄汤。若蓄血下焦，其人喜忘而如狂，小便自利，大便黑色，口燥舌干，但漱水不欲咽者，此有瘀血结于下焦，宜桃仁承气，下尽黑物则愈。少阴证脉沉细，手足冷，或时烦躁，渴欲漱水不欲咽者，宜四逆汤。又下利，厥逆无脉，干呕烦渴，欲漱水不欲咽者，宜白通汤加猪胆汁人尿服之。有厥阴蛔厥，烦躁吐蛔，口燥舌干，但欲凉水浸舌并口唇，时不可离，但不欲咽下，宜理中汤加乌梅、花椒主之。

大抵阴证发躁烦，渴不能饮水，或欲勉强饮下，良久仍复吐出，或饮水而呕逆者，皆内寒也，宜四逆汤温之。盖无根失守之火，游于咽嗌之间，假作燥渴，故不能饮水也。若能饮水而不吐者，热也。

辨伤寒百合例第二十

百合者，百脉一宗，悉致其病，无复经络传次也。盖欲卧不卧，欲行不行，寒又无寒，热又不热，坐又不坐，欲食不食，口苦小便赤，药入口即吐利，状若鬼神为祸。大抵汗吐下之后，元气虚弱，多变此证。若恶寒而呕者，病在上焦，二十三日愈；若腹满微喘，大便坚，三四日一行而微溏者，病在中焦，六十三日愈；若小便淋沥难者，病在下焦，三十三日愈；若溺时头觉痛，六十日愈；如头不觉痛，洒淅恶寒者，四十日愈；若溺时觉快然，但有头眩者，三十日而愈也。宜百合汤以治百合病也。

百合汤

用百合七个，劈破，以泉水浸一宿，取出，另研水二钟，煎至一钟，另捣生地黄汁一钟，和入一处，再煎至一钟，去渣，温服。

百合知母汤

治百合病，已经发汗后而更发者。

百合七个，制法如前。将知母二两，水二钟，煎至一钟，温服。

百合代赭汤

治百合病，已经下后而更发者。

百合七个，制法如前。水二钟，煎滑石二两，代赭一两，煎至一钟，和前百合汁。温服。

百合鸡子汤

治百合病，已经吐后而更发者。

百合七个，制法如前，用水二钟，煎至一钟，如前取汁入鸡子黄一枚，搅匀，温服。

辨伤寒瘛疭例第二十一

瘛者筋脉急而缩，疭者筋脉缓而伸，一缩一伸，手足牵引，搐搦不已。大抵与婴孩发搐相类。谓之瘛疭者，此证多属于风，盖风主摇动也。又心主脉，肝主筋；心属火，肝属木；火主热，木主风。风水相炽则瘛疭也。若夫不因汗下所生者，当平肝木，降心火，佐以和血之剂，用羌、防、芩、连、柴、芍、归、地、川芎、天麻之类；若兼痰者，必加南星、半夏、竹沥、姜汁；如风邪急搐，须兼全蝎、僵蚕。若曾经汗下之后，多日传变而得此证者，为病极也，盖因虚极生风，用小续命汤加减。凡伤寒汗出露风，则汗不流通，遂变筋脉挛急，手足搐搦，用牛蒡根散主之。风温被火劫，发微黄色，剧如惊痫，时发瘛疭者，宜用萎蕤汤主之。若夫瘛疭，戴眼反折，反而上视白，绝汗乃出，如贯珠不流，此太阳绝也。又有四肢亵①亵动而不止，似瘛疭而无力抽搐者，此肝绝也。盖汗下后虚，变生此证者多死。若用小续命汤，有汗去麻黄，无汗去黄芩，要在通变而已矣。

辨伤寒肉𥆧筋惕例第二十二

阳气者，精则养神，柔则养筋。发汗过多，津液枯少，阳气偏虚，筋肉失所养，故惕惕而跳，𥆧然而动也。非温经助阳，何以治之？惕者，筋脉跳动也；𥆧者，肌肉蠕动也。太阳病发，汗出不解，仍发汗，头身𥆧动，振振欲擗地，用真武汤合人参养荣汤，倍用归、芪亦效。若不因汗之过多，其人惕惕然筋脉跳动者，此人素禀血少，邪热传于六脉之中，使之动惕也，用加味人参养荣汤最妙。如伤寒发汗过多，或虚人取汗，或伤风取汗，妄用麻黄、青龙等汤，大发其汗，便有厥逆，筋惕肉𥆧之证，并用真武汤。瘦人去芍药，恐其入荣故也；有热去附子，恐其大热，以瘦人火多故也。若伤寒发汗，腹中有动气者，汗之则肉𥆧筋惕，或头眩，汗不止，其证最逆，急用防风白术牡蛎汤，次用小建中汤，乃可十愈一二。若汗吐下后，心中满，气上冲胸，起则头眩，脉沉紧，身振摇者，用茯苓桂枝白术甘草汤。久则成痿。心下满去甘草，加枳、桔。予曾治一人伤寒，不经发汗，七八日筋脉动惕，潮热甚，其肉不𥆧，大便秘，小便赤，以手按腹中硬痛，此有燥屎，大柴胡汤下之，则愈。一人伤寒十余日，曾三次发汗过多，遂变肉𥆧，身振摇，筋脉不

---

① 亵（xiè 谢）亵：轻轻，慢慢。

惕，此气虚也，用人参养荣汤而愈。一人汗后虚烦不得眠，筋惕肉瞤，内有热，以加味温胆汤治之乃愈也。

真武汤

白术　茯苓　附子　芍药

加参、归以治虚极，身瞤动者，尤妙。若内热去附子。用水、姜煎服。

加味人参养荣汤　本方自有加减法。

治汗下过多，气血①两虚，肉瞤筋惕者。

人参　白术　茯苓　甘草　川芎　五味子　当归　生地麦冬　肉桂　黄芪　芍药

水、姜煎。

阴虚火动，加黄柏、知母；若阳虚内寒，脉微，足冷者，加干姜、熟附子。

加味温胆汤　本方自有加减法。

治汗、吐、下后，虚烦不得眠者。

橘红　半夏　茯苓　甘草　竹茹　软柴胡　人参　黄连川芎　生地　山栀　当归身　白芍药　酸枣仁　加远志

水、姜、枣、乌梅煎服，调辰砂末。有痰加姜汁炒半夏倍多。

茯苓白术桂枝甘草汤

即此四味，水、姜煎服。

凡伤寒口唇下颌颤动者，有虚有实，此热在手足阳明二经之分也。脉虚者，以人参三白汤加麦冬、五味子，先生其脉，次用竹叶石膏汤主之。若舌燥烦渴能饮水者，人参白虎汤主之。

---

① 气血：薛贞本作"血气"。

大抵此症不解，昏迷逆冷者，多不能救也。

辨伤寒肉苛例第二十三

人之肉苛，虽近衣絮，犹尚苛也。伤寒发汗过多，亡其血者，乃变此证。盖荣虚而卫实，则血气不得通和，肌肉失所养，故顽痹不仁，痛痒不知也。用羌活冲和汤加桂枝、当归、木香主之。

辨伤寒郁冒例第二十四

郁冒，人气昏沉迷迷①，如物之蒙冒其首，盖诸阳乘寒而为厥。郁冒不仁者，谓不柔和，痛痒不知，针火不知，即不仁也。此寒气乘虚所中，用四逆汤加人参、归、桂、芎、芪、天麻主之。太阳病下早不愈，仍复发汗，以致表里俱虚，其人致冒。冒蒙②汗自出而愈，乃表和也。若不得汗而不解者，用人参三白汤加芎、归、天麻；下虚脉微足冷，加熟附温经固本。经云：荫苗者，必固其根，伐下者，必枯其上。少阴下利止而头眩，时时自冒者死，此肾绝也。凡头目眩运，非郁冒也。盖眩运为轻，郁冒为重。新产妇人，病多郁冒者，此血虚也，用加味四逆汤③主之。又恶露未尽，上冲郁冒，此血晕昏迷，亦宜四物汤加红花、桃仁、干姜、肉桂，推陈致新治之。

辨伤寒过经不解例第二十五

伤寒十三日不解，谓之过经。若脉尺寸陷者，大危也。陷

① 迷迷：原作"迷逆"。据薛贞本改。
② 蒙：据文义当为"家"字。
③ 加味四逆汤：据文义当为"加味四物汤"。

者，即脉伏也。若过经不解，或已经二三十日之后，其柴胡证末罢，先与小柴胡和之；若呕不止，心下郁郁微烦者，大柴胡下之。凡胸胁满而呕，日晡潮热者，此为实也，先以小柴胡解外；次以大柴胡下之，加芒硝。若过经不解，人弱脉虚者，不可下，以参胡三白汤加减治之。若虚烦少气者，人参竹叶汤主之。若虚烦不得眠者，参胡温胆汤主之为当也。

参胡三白汤　本方自有加减法。

人参　白茯苓　白芍　白术　柴胡

水、姜、枣煎服。

心烦不安者，加麦冬、五味子；渴加知母、天花粉；阴火动，加黄柏、知母；走精者，加牡蛎；心烦，口苦，痞满，加枳实、黄连；不眠加远志、竹茹、辰砂。

参胡温胆汤

人参　茯苓　柴胡　橘红　半夏　甘草

水、姜、枣煎服。

人参竹叶汤　本方自有加减法。

治过经烦热不解。

人参　竹叶　麦冬　甘草　软柴胡　黄芩

水、姜、枣煎服。

舌干口燥，欲饮水者，加石膏、知母；胃弱者，加炒粳米；如口苦不干燥，有津液，若呕者，加半夏；口苦心烦，加黄连；无热不渴，脉沉足冷，加熟附子，名既济汤；过经不解，自患病起至十三日，从未服药，病不愈，谓过经不解，若中间曾服过药，又不当如此论。

辨伤寒目直视例第二十六

直视者，目睛圆圆，正直视而不转动也。凡直视摇头者，心绝。狂言，目反直视者，肾绝。直视喘满下利者，皆死。直视谵语不止者，死。目斜视者，死。若其目正圆，直视口噤，或角弓背反张者，痉病也，多难治。若戴眼反折者，此为上视。绝汗乃出，大如贯珠不流，此膀胱绝也。凡目中不明，非直视也，此目中乃视物但见一半，不见一半，有所谵妄而胡言也。若大便实者宜下之，目自明也。内虚者难治。

辨伤寒瘖痖不言例第二十七

瘖痖不言者，若少阴病咽中生疮不能言语者，以鸡子黄苦酒汤①。若狐惑上唇有疮声哑者，在本条。痉病口噤不能言，治在本条。热病瘖哑不言，三四日不得汗出者，死。若热甚，火伤肺金不能言者，宜清肺降火则愈。若风热壅盛，咳嗽声瘖痖者，以清风热，降痰火则愈。又有失于发散，风邪伏于肺中者，当以发散为主也。

辨伤寒遗尿例第二十八

遗尿者，小便自出而不知也。三阳合病，身重，谵语，遗尿者，用人参白虎汤。大抵热盛神昏遗尿者可治；若阴症下寒逆冷遗尿脉沉者，多难治，宜四逆汤加益智仁主之。厥阴囊缩逆冷，脉沉遗尿者，宜四逆加茱萸汤，阳不回者死。伤寒汗下之后，热不解，阴虚火动而遗尿者，用人参三白汤加黄柏、知母、麦冬、五味、归、地主之。若狂言直视遗尿者，是肾绝也。膀胱不利为癃，不约为遗溺。又水泉不止者，膀胱不藏也。肾与膀胱表里俱虚，则膀胱之气不约，故遗尿也。溲便遗尿，肺

一八二

---

① 鸡子黄苦酒汤：原作“鸡子苦黄酒汤”，据薛贞本改。

金虚当补肺也。大抵肺虚肾虚，热盛遗尿者，皆可治；惟肾绝遗尿者，不可治。

辨伤寒循衣摸床例第二十九

伤寒循衣摸床者死；两手撮空者死；向壁踡卧，逆冷郑声，循衣摸床者死。凡循衣摸床，直视谵语，脉弦者生，脉涩者死。小便利者可治，不利者不可治，谓津液枯竭也。大抵阴阳二气俱绝，则妄言撮空也。若大便秘结，撮空谵语燥渴者，此为实热，宜承气汤下之。若因汗下虚而大便自利，谵语撮空，逆冷脉小者难治，以升阳汤劫之。

升阳汤　本方自有加减法。

人参　当归　麦冬　五味子　白术　甘草

水、姜，入金首饰，煎服。

泻不止，加猪苓、木通、肉果；身不热，口不渴，泻利，脉沉，足冷者，加姜、附、白术、升麻少许；若身有热，口燥渴者，加柴、芩、知母；如大便实秘，用承气汤下之。

辨伤寒舌卷囊缩例第三十

凡舌卷囊缩者，难治也。若阴阳易病，卵入腹则舌吐者死。且夫囊缩，有阳证，有阴证。其阳证囊缩者，因热极而缩，盖热则炽燃；其阴证囊缩者，因寒极而缩，盖寒则收引，皆是宗筋也。妇人亦有囊缩可辨，但其乳头缩者，即是也。凡阳证囊缩舌卷者，急用大承气下之；若阴证囊缩舌卷者，急用四逆加茱萸汤温之，先灸关元、气海、丹田，及蒸脐熨法甚效。

辨伤寒手足拳搐例第三十一

伤寒大汗已出，因而露风，则汗不流通，风邪乘虚袭于经络，故手足挛搐，不能屈伸而筋脉拘急也，用牛蒡散治之。

牛蒡散

牛蒡子　麻黄　南星　牛膝

右用剉碎于石器内，入好酒同研细，另用火烧地坑赤色，以药放在坑内，再用炭火烧，令黑色，取出为末，每服一钱，好酒送下。水、姜煎服亦可。

辨伤寒瘥后发肿例第三十二

伤寒瘥后浮肿者，此水气也，以牡蛎泽泻散主之。

牡蛎泽泻散

牡蛎　蜀漆　商陆　葶苈　海藻　瓜蒌根

水、姜、灯心煎服。

胃虚食少，以五苓散加苍术、陈皮、木香、砂仁。若不虚者，以商陆一味，煮粥食之亦妙。大抵伤寒大病瘥后，足肿者，不妨，但节饮食，戒酒色，胃气强，肿自消。

辨伤寒瘥后喜唾例第三十三

病新瘥后，口中和①，喜唾不止者，此胃中有寒，宜理中汤温之。瘥后口干喜唾，或咽痛，人参竹沥汤加乌梅、黄连、知母、天花粉主之。咽痛者，用山豆根磨水噙之，复用甘桔汤加芩、连、山栀、连翘、薄荷主之。

辨伤寒瘥后遗毒例第三十四

伤寒汗下不彻，邪结在耳后一寸二三分，或两耳下俱硬肿

---

① 口中和：口不苦不燥，饮食有味。

者，名曰发颐。此皆余热之毒不除也，宜速消散，缓则成脓矣。以连翘败毒散主之。

连翘败毒散　本方自有加减法。

连翘　山栀　羌活　玄参　薄荷　防风　柴胡　桔梗　升麻　川芎　当归　黄芩　芍药　牛蒡子

水煎服，加红花同煎。

渴加天花粉；面肿加白芷；项肿加威灵仙；大便实加大黄、穿山甲；虚加人参。

消毒救苦散

黄连　黄芩　黄柏　大黄　山栀　白及　雄黄　白蔹　芙蓉叶　大蓟根　赤小豆　南星　当归尾　朴硝　五倍子　半夏

各为细末，用五叶藤脑、见肿消草、野苎麻根三件捣汁，入苦酒少许，调前末药，渐渐敷之，留毒头，出毒气。

托里消毒散

治发颐，有脓不消，或已破、未破，俱可服。

黄芪　白芷　连翘　羌活　川芎　当归尾　赤芍药　防风桔梗　柴胡　加皂荚　金银花　甘草

水煎服。

辨伤寒瘥后发豌豆疮例第三十五

豌豆疮者，亦因汗下后余毒未尽，瘥后故发豌豆疮也。只以黄连、甘草、归尾、红花、防风、苦参、荆芥、连翘、羌活、白芷煎服，外用芒硝、赤小豆、青黛为末，以鸡子清和猪胆汁调和敷疮上，最效。勿令动之，待其脱落，无痕。

伤寒瘥后，小便涩而有血者，名曰内外疮，皆黑魇不出脓者死。亦是余热毒也，用黄连解毒汤加生地、当归、连翘、木通、滑石、牛膝、萹蓄、琥珀、甘草梢，加灯心，水煎服。

辨伤寒瘥后劳复例第三十六

病新瘥后，血气未平复，余热未尽，如水浸墙壁，水退土尚未坚，不可动也。非但负重涉远，虽梳头洗面亦伤神也。若劳动再发为劳复。血气尚虚，但当安卧守静，以养血气。设或早晚劳役，使血气沸腾，而邪热遂还于经络而发热，谓之遗热。脉浮者以汗解之，脉沉者下之。若不应汗下者，以①参胡三白汤，加调理药，但漐然汗出而解，或寒战汗出而解。若虚烦不眠，用参胡温胆汤加枣仁、远志。气虚烦呕，竹叶石膏汤，燥渴去半夏加知母，倍多天花粉。若虚热不止者，千金麦冬汤。若身热食少无力者，参胡温胆汤。无热，下虚有寒，人参养荣汤加熟附。若阴虚火动者，宜补中益气汤加黄柏、知母以滋肾水也。

千金麦冬汤

麦冬　甘草　竹叶　粳米　人参　黄芪　当归　柴胡
知母

水、姜、枣煎服。

辨伤寒瘥后食复例第三十七

新瘥后多食而复发者，为食复。缘新瘥不能胜谷气，遂发虚热也。大抵伤寒病后，只宜先进稀米饮，次进薄粥，又宜少少与之，尚令不足，不可尽意。诸般肉食，不可食之。若瘥后病已解，但日暮微烦者，此食谷早或多食故也。胃虚弱而不能

---

① 者以：原脱，据薛贞本补。

消谷食，宜损谷则愈。食后复发热，大便难，燥渴谵语，关脉实者，用枳实栀子汤加大黄下之。热不解，大便如常者，参胡三白汤加减治之；心下痞满，加枳实、黄连、桔梗；有痰呕，加橘红、半夏；米食不化，加神曲、麦芽；肉食不化，加草果①、山楂治之。

辨伤寒瘥后女劳复例第三十八

伤寒男子病新瘥，早犯女色而为病复发者，名曰女劳复也。其候头重不举，目中生花，腰背痛，小腹里急绞痛，或憎寒发热，或时阴火上冲，头面烘热，心胸烦闷者，以竹皮烧裈散猴鼠粪。若有热加柴胡调赤衣散；人虚弱者，用参胡三白汤调赤衣散；若小腹急痛，脉沉足冷，用当归四逆汤加熟附、茱萸，送下赤衣散。若见卵②缩入腹，脉离经者，死也。

辨伤寒瘥后阴阳易例第三十九

阴阳易者，如换易之易，以其邪毒之气，交相易换也。男子病新瘥，妇人与之交而为病者，名曰阳易；妇人病新瘥，男子与之交而为病者，名曰阴易。其候身重气乏，百节解散，头重不举，目中生花，热上冲胸，憎寒壮热，阴火上动，头面大热，在男子则阴肿小腹绞痛，在妇人则里急连腰胯内痛；病甚者，手足冷挛拳，男子卵陷入腹，妇人痛引阴中，皆难治也。若见舌吐出者，死。予曾治一人，见舌出数寸者，即死矣。宜用竹皮烧裈散，加人参、当归、知母。若卵肿痛，倍加竹青、

---

① 草果：原脱，据薛贞本补。
② 卵：原作"卯"，据薛贞本改。下同。

黄连、滑石、生地、鼠粪、韭根、甘草、青皮、木通，有黏汗出而阴头肿为效；有热加柴胡；阴火上冲加黄柏、知母。若伤肾经虚损，真阳衰脱，有寒无热，脉虚足冷者，以人参四逆汤调下烧裈散。若伤肝经，以当归四逆汤加茱萸、熟附，送下烧裈散。用分寒热而治。

大抵伤寒大病之后，房帏之事，切宜谨戒。若未瘥后，因交接淫欲，而无病人反得病，此为阴阳易也。若瘥后因交接淫欲，病人自病而复发，谓之女劳复。此乃仲景不传之妙论，医当玩之。

烧裈散
治男子病，用妇人裈裆近阴处一般样剪去一块，烧灰调入药服，或白汤下；亦可妇人病取男子裈裆，如前一般。

猴鼠粪汤
韭白根一握，鼠粪两头尖者十四粒，水二钟煎，不可热服。随症加减有粘汗为效。阴阳易，女劳复皆可调烧裈散。

竹皮汤
治女劳复，头重，目中生花，腹中绞痛，有热者，用刮青竹皮半升煎服，随症加减，调下烧裈散。

瓜蒌竹茹汤
治阴阳易，热气上冲胸中，烦闷，手足挛拳，搐搦如风状者。

瓜蒌根　青竹茹
加减用，水煎服，烧裈散在内。

当归白术散
治妇人病未平复，有犯房事，小腹急痛，连腰胯痛，四肢不仁，无热者。

当归　白术　附子　桂枝　炙甘草　白芍药　黄芪　人参

水、姜、枣煎服。调烧裈散在内。

千金赤衣散

治女劳复并阴易，以室女月经来而近阴处剪一方烧灰，调药服下，或白汤送下。

妙香丸

治阴阳易不瘥，大便不通，心神昏乱，惊惕不安。

辰砂三钱　冰片三分　腻粉三分　麝香三分　牛黄三分　金箔五分　巴豆霜一钱

上为末，另研入黄蜡三钱，蜜一匙，同炼匀和药为丸，每一两作三十丸。弱者三丸，壮者五丸。米汤送下，大便通即止。

枳实栀子豉汤

治劳复并或食复发热者。

栀子仁　石膏　鼠粪　豆豉

水煎服。

补中益气汤　有加减法。

治劳复发热气虚而喘，身热而烦，四肢怠惰。

人参　白术　归身各一钱　陈皮七分　黄芪　白芍药各一钱甘草三分　软柴胡一钱五分　升麻五分

阴火动，或梦中失精，或虚弱烦盛，或自汗，不足加黄柏、知母、五味、十数粒麦冬。有宿食痞满者，去人参、升麻、黄芪，加枳实、黄连、桔梗、砂仁；烦躁不眠加远志、山栀、酸枣仁、茯神；脉弱人虚倍用人参；自汗盗汗，倍用黄芪，去升麻；食少胃弱，倍用白术；热多倍用软柴胡。

水、姜煎服。

小柴胡汤

此汤见在少阳例。烦渴加天花粉、干葛。

辨伤寒瘥后虚弱例第四十

伤寒瘥后虚弱无力者，先因汗下过多，病久元气虚弱，调养失宜，须渐渐进食，守静，不可太急。治伤寒虽无补法，若果病久元气虚惫，或劳力所伤，不得不补，此合宜则用也，宜补中益气汤。开前不录。

当归六黄汤

治瘥后虚热、盗汗不止属阴虚。

当归　黄柏　黄芩　黄连　黄芪　生地　熟地

随症加减。

水、姜、枣煎服。

加味补阴丸　有加减法。

治病瘥后，阴虚发热，乃心血未足，四肢无力，倦怠，眼昏耳聋，神气不宁，或夜梦遗精，或作寒热，盗汗，饮食无味，不生肌肉，身体羸瘦，面色青黄者。

熟地　生地　麦冬　五味　当归　川芎　白术　黄芪　黄柏　知母　白芍　山药　砂仁　茯神

冬月加干姜；梦遗加牡蛎、蛤粉、锁阳；腰腿骨酸无力，加虎胫骨、败龟板、杜仲。炼蜜丸，盐汤送下。

朱砂安神丸　有加减法。

治瘥后心神恍惚不宁，夜卧烦躁不安，或乱梦，虚惊不眠。盖因汗下过多，心血亏少，如鱼无水，液去心空故也。

朱砂　黄连　甘草　当归　生地

加人参、远志、酸枣仁、茯神；夜卧口干燥加麦冬、知母；有痰加橘红、半夏；烦躁加山栀。炼蜜丸，朱砂、金箔为衣，灯心汤下。

加味枳术丸

治病瘥后，胃弱食少，胸膈满闷不宽，服此则进食，乃温胃之散也。

枳实　白术　神曲　麦芽　陈皮　山楂

有食郁加砂仁、香附，即香砂枳术丸；凡气不舒畅，加木香，即木香枳术丸；心下痞满，加姜汁炒黄连、木香，即香连枳术丸；有痰加橘红、半夏，即橘半枳术丸；胃中虚寒，加干姜、桂少许，即温中枳术丸。

上各为细末，荷叶包饭煨熟，和为丸，如梧桐子大，每服五十丸，白汤送下，或姜汤送下亦可。

辨伤寒瘥后昏沉例第四十一

伤寒瘥后昏沉者，或半月以来或十余日，渐见昏沉，终日不醒，又有寒热，错语失神，如见鬼状，或呻吟者，或寒热似疟，或朝夕潮热颊赤者。盖先发汗不尽，余热在心包络间故也。医作风魅①治之，非矣。当以知母麻黄汤，取微汗则愈。若胃脘有虚烦而呕，竹叶石膏汤加姜汁少许。无热脉沉细，喜唾不已者，脾土有寒也，少与理中汤。瘥后目昏微烦者，因强食谷食早而不消化也，宜损谷则愈。且夫前用知母、麻黄取汗者，但虑病后血气两虚，岂可再发汗。若人元气壮盛，脉来有力者，乃可行之。若脉虚人弱者，只用十味温胆汤。若有寒热潮热，日晡发热者，以参胡温胆汤加芩、连主之。要在脉证详辨，不可执一也。

---

① 魅（mèi 妹）：鬼怪。

知母麻黄汤

知母　麻黄　桂枝　甘草　芍药　黄芩　加人参　生地
用水、姜煎服。各汤开在各条不录。

辨伤寒瘥后饮酒复剧例①第四十二

盖酒能发散温经，其味苦辛，乃大热有毒也。且寒月惟酒
不冰可见矣。缘伤寒热病，本热未解，若饮酒则病增剧，转加
热盛而助火邪也。若脉弦数者，用小柴胡合解毒汤加乌梅、干
葛、砂仁。若脉洪大者，用人参白虎汤合黄连解毒汤加干葛、
乌梅、砂仁主治可也。

辨伤寒脏结例第四十三

脏结者，脏气闭结而不复流布也。一息不运机缄穷，一毫
不续霄壤判，脏结之理如此。其外证如结胸状，但饮食如故，
时时下利为异耳。其脉寸浮关尺沉细而紧，阴筋引脐腹俱痛是
也。病人胁下有痞气，连在脐旁，痛引小腹阴筋者，此名脏结，
死。脏结无阳证，不往来寒热，其人反静，舌上苔滑，不可攻
也，宜灸关元，仍与茱萸四逆汤温之，寒甚加附子。

辨伤寒痉病例第四十四

痉症身热足冷，头项强急，恶寒，头热面赤，目脉赤，独
头摇，卒口噤，背反张，手足挛搐角弓，是痉病也。起于太阳，
先伤于风，重感于寒，无汗为刚痉；起于太阳，先伤于风，重
感于湿，有汗为柔痉。仰面而卧，开目为阳；合面而卧，闭目

---

① 例：原作"论"，据薛贞本改。

为阴。脉浮紧者属阳，脉沉细者属阴。口中燥渴者属阳，口中和者属阴。脉紧急而强直下行者风痉。又发汗太过，亦成痉。大发湿家汗，亦成痉。疮家汗，皆成痉也。新产妇人血虚汗出当风，亦成痉也。阳痉易治，阴痉难医①。太阳无汗，小便少，气上冲，口噤，欲作刚痉，麻黄加葛根汤；若人参羌活散加麻黄、干葛，亦佳。太阳病，几几身体强痛，脉反沉细，此为痉，宜瓜蒌桂枝汤。若有汗，宜桂枝汤加羌活、防风；胃弱加参术丸。刚痉，若胸满，口噤咬牙，脚挛急，宜大承气汤下之。要在脉实有力可下，若脉沉细无力者不可下也。阴证脉沉细，用附子散加桂枝、白术。若血虚发痉，八宝汤加羌活、防风、黄芪、桂枝；脉小，熟附，或用续命汤。治刚柔二痉，有汗去麻黄，无热有寒去黄芩、防己，有热无寒去附子，用者详之。

瓜蒌桂枝汤

治太阳发热，恶寒，体痛，强急几几，脉沉细者，此为痉。

瓜蒌根中　桂枝下　甘草中　白芍药中　生姜下

大枣水煎服。

桂心白术散

治阴痉有汗，脉沉细，手足搐搦。

桂心上　白术上　附子中　川芎中　甘草下

水、姜、枣煎服。

白术散

治阴痉。

白术上　川乌中　桔梗中　附子下　细辛下　干姜上　羌活中
防风中　肉桂上　甘草下

---

① 阳痉易治，阴痉难医：薛贞本作"阳证易治，阴证难医"。

自汗加黄芪。水、姜煎服。

当归防风散

治汗多亡血，发痉。

当归上　防风上　川芎中　生地中　白芷中　羌活下　人
参中

恶风自汗，加桂枝、白术。水、姜煎服。

麻黄加独防汤

治刚痉，发热，无汗，恶寒，脉沉紧者。

麻黄上　桂枝中　杏仁中　甘草下　独活中　防风下

水、姜煎服。

桂枝加川芎防风汤

治柔痉，发热自汗，恶寒，脉沉缓者。

桂枝上　川芎中　防风中　白芍药中　甘草下

水、姜煎服。

桂枝加芍药防风防己汤

治发热，脉沉细，腹痛，发痉，附太阳也。

桂枝上　白芍药下　防风中　防己中

水、姜煎服。

小柴胡加防风汤

治汗下后不解，乍静乍躁，目直视，往来寒热，脉弦数者，少阳痉也。若一日左右，或邪视①，并一手一足搐搦者，少阳也。

柴胡上　人参中　半夏下　黄芩中　甘草下　防风中　加
羌活

---

① 邪视：疑为"斜视"。

水、姜煎服。

附子散

治阴症，手足冷，筋脉拘急，汗出不止，头项强，颈摇，口噤。

附子上　桂心中　白术中　川芎下　独活中

水、姜煎服。

附子防风汤

治阴症闭目、合面、手足冷、筋脉急、汗出不止。

白术中　防风中　甘草下　桂心中　附子下　干姜下　柴胡中
茯苓中　五味子下

水、姜煎服。

八物白术散

治阴症，二三日，面目肿，手足冷，筋脉拘急，汗出不止。

白术上　苍术中　五味子下　桂心中　麻黄根下　良姜下
羌活中　附子下

水、姜煎服。

辨大头伤风例第四十五

大头者，一曰时毒，一曰疫毒。盖天行疫毒之气，人感之而为大头伤风也。若先发于鼻额红肿，以至面目盛肿不开，并额上面部掀①赤而肿者，此属阳明也。或壮热气喘，口干舌燥，或咽喉肿痛不利，脉来数大者，普济消毒饮主之；内热甚者，通圣消毒饮。若发于耳之上下前后，并头角红肿者，此属少阳也。或肌热，日晡潮热，往来寒热，口苦咽干，目疼胁满，宜

---

① 掀：红肿貌。现多写作"焮"。

小柴胡加天花粉、羌活、荆芥、连翘、芩、连主之。若发于项上，并脑后项下，及目后赤肿者，此属太阳也，宜荆防败毒散主之。若三阳俱受邪，并于头面耳目鼻者，以普济消毒饮，外用清凉救苦散敷之。大抵治法不宜太峻，峻攻则邪气不伏，而反内攻，必伤人也。且头面空虚之分，既着空处，则无所不至也。治法当先缓后急，则邪伏也。先缓者宜退热消毒，虚人兼扶元气。胃气弱食少者，兼助胃气，候其大便热结，以大黄下之，拔其毒根。此先缓之法也。盖此毒先肿鼻，次肿于耳，从耳至头，上络后脑，结块则止，不散必成脓也。

普济消毒饮

柴胡上　黄连上　黄芩上　玄参上　甘草下　桔梗中　连翘中　鼠粘子①中　升麻下　白芷下　姜蚕中　马屁勃中

板兰根如无，用大青，或青黛；虚人脉弱加人参；引至毒所，加皂角；胃弱食少，加白术、橘红。一方加防风、荆芥、当归；如大便不通，加酒浸大黄。

水煎服。就卧使药气上行。

荆防败毒散　有加法。

羌活　独活　柴前胡　人参　茯苓　川芎　桔梗　甘草　荆芥　防风　薄荷　牛蒡子

内热加酒芩，热甚加酒连，口渴加天花粉。

凡头面肿甚，目不开，鼻塞，口干，舌燥，内外有热，或咽肿痛不利，或内实②大便闭结，脉洪数，烦渴，宜通圣消毒散。

---

① 鼠粘子：即牛蒡子。
② 内实：薛贞本作"内热"。

荆芥　防风　白芎①　连翘　甘草　川芎　当归　薄荷

黄芩　山栀　滑石　桔梗　石膏　芒硝　大黄　麻黄　牛蒡子

　　肿不消，加牛蒡子、元参。一方用犀角。水煎服。

　　凡时毒，头面赤肿，咽嗌填塞，水药不下。若脏腑素有积

热，发为肿毒疙瘩，一切恶疮红肿，并宜漏芦汤。

　　漏芦上　升麻中　大黄中　黄芩上　甘草下　兰叶下　桔

梗下　黑玄参中　牛蒡子中　连翘中

　　大便实，加大黄、芒硝。水煎服。

　　凡雷头风，颧面疙瘩肿痛，憎寒壮热，四肢拘急，状似伤

寒，用清震汤。

　　升麻下　干葛中　赤芍药上　甘草下　苍术中　青竹叶②上

水煎服。

　　夫雷者，属震卦也，震象仰盂，故用荷钱青③色青，中通

外直，以类象形，治之效也。

　　清凉救苦散

　　芙蓉叶　二桑叶　白蔹　白芨　大黄　黄连　黄柏　紫车

前　白芷　雄黄　芒硝　赤小豆

　　上各等分为末，用蜜水调肿处，频扫之。

　　绿云散

　　治咽喉肿痛。

　　青黛一钱　硼砂五分　寒水石一钱　紫车前一钱　山豆根一钱

玄明粉一钱　硝石一钱　冰片一分

　　各为细末，竹管吹喉中入至病处。

① 白芎：疑为"白芷"。
② 青竹叶：据下文"故用荷钱青色青"，疑此处当为"青荷叶"。
③ 荷钱青：荷叶。

辨温病例第四十六

盖冬感寒不即病，伏藏于肌肤，至春时天道温暖，其伏寒各随时气改变为温者。因温气将发，又受暴寒，故春变为温病。既变之后，不得复言为寒矣。所以仲景有云：春时人感壮热，不恶寒而渴者，其理可见温病也。不恶寒，则病非外来，渴则明其热自内达，言无表证明矣。温病大热，不宜发汗，不在表也。已经汗下，亦不在表也。其温热二病所起所因，所感所发，治例一同。若误下之，未必不为害；误汗之，变不可言。温病之脉，散在诸经而动，各随其经取之。脉如尺寸俱浮紧者，发于太阳，宜羌活汤加葱白、苏叶、柴胡、葛根；自汗者去葛根、苏叶、柴胡、苍术，加桂枝、芍药。脉若尺寸俱长者，发于阳明，宜解肌汤合芎苏散。脉若尺寸俱弦者，发于少阳，宜小柴胡合芎苏散。兼有太阳者，羌活散加苏叶；兼有阳明者，用羌活散加干葛、芍药。温病发表不与伤寒同者，盖因春时温气而发，非寒初伤于表也。此怫郁之热，自内而发于外，故宜辛凉之剂而解之。若时令温暖，虽用麻黄，必加凉剂。天道尚寒，亦宜少佐。要在明病审察，不可执一说也。凡温病发于三阳者多，发于三阴者少。若发于阴者，必有所因也。或因饮食内伤而得之，或因欲事先伤肾经得之。治例皆与伤寒传变各条同治，惟发表不与伤寒同。三月得此病者为晚发，治法同温病。壮热脉浮大有力可治，细小者难治。所以温病大热滚滚，脉小足冷者，多死也。

辨热病例第四十七

夫热病乃冬时感寒不即病，伏藏于肌肤，至夏时其伏寒各随时令改变为热者。因炎暑将发，又受暴寒，故夏变为热病。既变之后，不得复言为寒矣。所以仲景有云：夏时人感壮热，不恶寒而渴者，其理可见热病也。不恶寒则病非外来，渴则明其热自内达，其无表证明矣。治热病与温病。因夏至以后，时令炎暑，人感壮热，烦渴不恶寒，乃为热病。热病之脉，亦随其经而取之也。发于太阳脉浮紧，发于阳明脉浮长，发于少阳脉弦数。发于三阳者多，发于三阴者少，亦有所因也。治依温病条下。若表邪传进三阴者，治法与伤寒条内下证同。若脉沉小足冷者，亦发于阴，则难治也。大抵热病比温病，尤加热也。脉得洪大有力，或滑数有力，乃为病脉相应，谓之可治；若细小无力，谓之难医。人虚脉弱者，主扶元气，兼解邪热，不可峻攻。若见表证在者，治例与温病同。若夹暑，加香薷、扁豆双解之。若夹内伤生冷，饮食停留，或呕吐或恶心，中脘痞闷，发热憎寒拘急，用藿香正气散加香薷、扁豆、葛根、黄连。若热渴大便自利，小便不利者，五苓散去桂加葛根、黄连、香薷、滑石、甘草主之。表热甚者，加柴胡。若时令热病发黄，名曰瘟黄，用泻湿热，茵陈五苓散。凡热病，一二日泻利，腹满热甚者死；三四日目昏，谵语，热甚脉小者死；五六日舌本焦黑燥渴者死；七八日衄血，吐血，下血，燥热，脉大者死；八九日发痉，兼昏沉者死。凡热病脉促结伏沉小，皆难治。热不得汗，脉躁急者，亦难治，已得汗而热反盛，脉躁急者，死也。

辨时气例第四十八

时气者，乃天时暴厉之气，流行人间。凡四时之令不正者，则有此气行也。若春应温而反寒，夏应热而反凉，秋应凉而反热，冬应寒而反温，此时行不正之气也。邪伤真气。若近秽气而伤真气，正如墙壁不固，贼乃敢入；若正气既盛，邪气难侵矣。其病势与伤寒相类。盖伤寒因寒而得之，时气乃感疫疠之气而得之。不可与伤寒同治，惟发散之药则同矣。凡发散汤剂，春感寒邪在肝，升麻葛根汤；夏感凉邪在心，调中汤；秋感热邪在肺，苍术白虎汤；冬感温邪在肾，葳蕤汤与瘟疫败毒散。若表不愈者，用羌活冲和汤、正气散、冲和羌活散、芎苏散，选而用之。其疟痢等证，亦时行也，已开杂证条下。

辨冬温温毒例第四十九

冬月非常之暖，名曰冬温，盖此即时气也。阳脉洪数，阴脉实大者，遇湿热变为温毒。温毒为病最重也。此前热未已，又感温热者也。若发斑者，名曰瘟毒，亦时行发斑也。盖因冬月感寒毒异气，至春而发，表邪未解，毒气未散，故发斑也。其证心烦闷，呕逆咳嗽，后必下利，寸脉洪数，尺脉实①大，用玄参升麻汤、人参化斑汤。又伤寒坏病，盖因前热多日不解，更感温热之气而为重也。若无汗，以三黄石膏汤；有汗，人参白虎汤；烦热错语不眠，白虎合解毒汤。表热甚者加柴胡；内实不大便者，大柴胡加芒硝下之。若斑出如锦者，难治。

三黄石膏汤

黄芩　黄连　黄柏　石膏　山栀　麻黄　甘草　豆豉

水煎服，取汗为愈。

辨伤湿中湿风湿例第五十

伤湿者，湿伤大阳经②起也。中湿者，湿中太阴脾经或肾

---

① 实：原脱，据薛贞本补。
② 大阳经：薛贞本作"太阳经"。

经也。风湿者，或先湿而后伤风，风湿相搏而后为病也。其证一身尽痛，不能转侧，额上微汗，恶风寒，不欲去衣，大便难，小便利，热极日晡而甚，治宜微解肌，但微微似欲汗出，溅溅身润者，则风湿俱去。不可大汗，若大汗则风去湿在，非惟无益，而反害之，宜羌活冲和汤。湿多身痛，小便不利，甘草附子汤。烦渴，小便不利，五苓散。外不热，内不渴，小便自利，术附汤。缓弱昏迷，腹痛身重，自汗下利不止，白通汤加白术、甘草。身肿满痛，微喘恶风，败毒散加杏仁。热而烦渴，瓜蒌根汤。若误下之，小便必不利，五苓散。中湿小便不利，大便自利，甘草附子汤合五苓散。大小便俱利无黄者，术附汤。身痛鼻塞，小建中汤加黄芩。太阳病关节疼痛，脉沉细者，此名湿痹，其人小便不利，大便反快，但当利小便也。湿病但头汗出者，背强，欲得被覆向火，胸满，小便不利，舌上如苔者，此丹田有热，而胸中有寒也。渴欲得水而不饮，则口燥烦也。若误下之，则哕为难治。若下之，额上汗出，微喘，小便利者死。若下利不止者亦死也。湿家病身上疼痛，发热面黄而喘，头疼与鼻塞而烦，其脉大，自能饮食，腹中和无病。病在头中，以瓜蒂散搐鼻中，黄水出则效也。湿家为病，身尽痛，身如熏黄。凡伤湿，必身重而不便也。

辨湿温例第五十一

湿温寸濡而弱，尺小而急，素伤于湿，因时中暑，湿与热搏，即为湿温。其状胸腹满，目疼，壮热多汗，妄言，双胫疼，倦怠恶寒，术附汤加人参、香薷、扁豆。若发其汗，使人不能言，耳聋，不知痛处，其身赤面色变，是医杀之也。且湿温在太阴，苍术白虎汤加桂。湿气胜，一身尽痛，发热身黄，小便不利，大便反快，茵陈五苓散。脏虚自利，术附汤。脉大有力，烦渴自汗者，人参白虎汤加香薷、扁豆、黄连治之也。

辨风温例第五十二

风温尺寸脉俱浮。素伤于风，因时伤热，风与热搏，即为风温。又发汗已后，身灼热者，名曰风温。阳脉浮滑，阴脉濡弱者，更遇于风，变为风温。其证四肢不收，身热自汗，头疼，喘息，咳，发渴，昏迷，鼻鼾，语涩，体重不仁，慎不可汗，汗之则谵语，躁扰乱，目无睛光。病在少阴厥阴，葳蕤汤；未醒，柴胡桂枝汤；汗后灼热者，知母葛根汤；大渴者，瓜蒌根汤；脉浮身重，防己汤；误汗风温，防己黄芪汤治之。

葳蕤汤　有加减法。

治风温。

葳蕤上　石膏中　葛根中　羌活下　白薇下　杏仁中　川芎中　麻黄中　青木香下

渴加人参、天花粉、去麻黄、木香。水、姜煎服。

葛根龙胆汤

治风温脉弱，身重汗出。

石膏中　升麻中　大青中　龙胆草上　桂枝中　甘草下　芍药中　葳蕤中　干葛上

水、姜煎服。

瓜蒌根汤

治风温灼热，大渴。

石膏中　瓜蒌根上　人参中　防风中　甘草下　干葛中　知母中

水、姜煎服。

知母葛根汤

治汗后身灼热。

知母中　干葛上　石膏中　甘草下　羌活中　升麻下　南星下
人参中　防风中　杏仁中　川芎中　木香下　蒇蕤中　麻子下

水、姜煎服。

防己汤

治风温身重汗出。

黄芪中　白术上　防己中　防风中　甘草下

水、姜、大青煎服。

辨温疟例第五十三

温疟，伤寒坏病，前热未除，其脉阴阳俱盛，重感寒邪，
变为温疟。寒热往来，口苦胸满者，小柴胡加桂枝芍药汤。寒
多倍桂，热多倍柴胡；热甚烦渴者，人参白虎汤；痰多热盛者，
小柴胡合二陈汤；食少胃弱，加白术；心满者，加枳实、黄连；
渴者，去半夏加瓜蒌根。若寒邪结里，大便不通，大柴胡下之。
若变疟已正，又当补而截之。

辨温疫例第五十四

经曰：阳脉濡弱，阴脉弦紧，更遇瘟气，变为瘟疫，盖此
先因①伤寒前热未除，更感时行瘟气，而为瘟疫也，治法与温
病②同也。

①　瘟疫盖此先因：原脱，据薛贞本补。
②　也治法与温病：原脱，据薛贞本补。

辨中暑中暍例第五十五

凡中暍者，即热也。盖热伤太阳经，与伤寒相似，故曰中暍也。中暑热伤心脾二经，而不在太阳，故曰中暑也。动而得之为中热，静而得之为中暑。经曰：太阳经中热者，即暍是也。其人必汗出，身热烦渴，宜人参白虎汤。若身重而疼者，人参败毒散加黄连、香薷主之。中暑者，其证面垢自汗，烦躁而渴，身热脉虚，或伏或迟，洒然毛耸恶寒，口开前板齿燥者，人参白虎汤加连、薷、扁豆。或背恶寒者，盖暑伤心，心不受邪，则包络受之，包络相火，此火助火，则热盛而昏不醒也。大抵清利小水，黄连香薷饮，浸冷服之；烦渴热甚，自汗者，人参白虎汤加竹叶。若烦渴小便不利者，香薷饮合四苓加木通、滑石；若大便泻而小便少者，亦以此汤主之。内热心烦者，加姜炒黄连、山栀调辰砂末，虚者倍用人参。若呕吐，头疼，泻利，胸满或腹痛者，藿香正气散加香薷、扁豆名二香汤。若小便不利而大便自利者，以正气散合五苓散，转筋者加木瓜。大抵不可作伤寒妄治。所谓夏月有四证，伤寒伤风，脉证互见；中暑热病，疑似难明。若脉紧恶寒，谓之伤寒；脉缓恶风，谓之伤风；脉盛壮热，谓之热病；脉虚身热，谓之伤暑。以此别之也。

香薷饮

香薷上　扁豆上　厚朴中　甘草中

水、姜煎服加灯心。凉水中浸冷，饮之效。心烦热多，或吐逆，姜汁炒黄连倍加。如手足搐搦者，此暑风也，加羌、防。如小便不利者，加滑石、赤茯苓。如吐加藿香、陈皮，少加姜汁。呕加生姜、半夏。口渴加干葛、天花粉。如泻利，加白术、茯苓。如脉虚弱，加人参、五味、门冬。虚汗不止，加芪、术。

心烦躁加栀、连、姜汁炒辰砂末服之。胸胀加枳壳、桔梗主之。

十味香薷饮

香薷上　人参中　陈皮中　白术中　茯苓中　黄芪中　木瓜下
厚朴中　扁豆中　甘草下

内热心烦，加辰砂。小便不利加四苓散。水煎服。

清暑益气汤

人参上　黄芪中　苍术中　升麻下　白术中　神曲下　陈皮中
甘草下　黄柏中　当归中　麦冬下　干葛下　泽泻中　青皮中
五味子下

内热心烦加辰砂。

水煎服。

辨寒疫即感冒伤寒例第五十六

寒疫者，乃天之暴寒为病也。四时之中，天令忽有暴寒之
作，若感冒即病者，名曰寒疫也。其证与正伤寒同，但暴寒为
轻耳。若病初起，头疼发热，憎寒拘急，或吐逆恶心，中脘痞
满，或饮食停留不化，或腹中作痛未发热者，宜藿香正气散加
减治之。若已发热者，十味芎苏散汗之。若身痛骨节疼发热者，
羌活冲和汤加紫苏主之。若有汗不可再发汗，宜加减冲和汤主
之。若邪热不解，传入里变证者，宜从正伤寒条内治之。

辨霍乱例第五十七

伤寒霍乱，呕吐泻利，头疼体痛，恶寒发热，腹痛或吐利
止而发热，挥霍撩乱，其脉或伏或绝，此名湿霍乱。若不吐利
而腹痛甚者，此名干霍乱。为内因所伤，邪物不得出，壅塞正
气，阴阳隔绝，升降不通，死在须臾。急用皂荚末、麝香、盐

汤调一碗服，探吐用鹅翎，吐出所伤之物，最为良法。莫与米汤，服之即死，是谷气反助邪气也。若吐泻多而元气虚脱者，方可少与清粥汤，以助元气。若热多渴甚饮水者，五苓散。中暑霍乱，加香薷、扁豆、葛根、姜汁炒黄连。若寒多或吐泻腹痛不饮水者，理中汤。手足厥冷脉伏者，加附子；呕吐者，加藿香叶、陈皮、半夏、厚朴，名藿理汤。泻多小便少者，理中合五苓散，名理苓汤。若脐上筑筑然动者，藿苓汤加姜炒黄连、干葛。若泻不止，倍用苍术、白术，炒用升麻少许。脉虚用参、芪。转筋加木瓜。寒痛甚者加茱萸。若厥冷脉沉细，或下利清谷，里寒外热者，用附子理中汤。若吐泻发热，汗出恶寒，四肢厥冷拘急者，四逆汤。若吐利止，小腹复痛，大汗出，或下利清谷，内寒外热，脉微绝者，四逆汤加猪胆汁。若吐已下断，汗出而厥，四肢拘急不解，脉微者，四逆汤加猪胆汁。大抵霍乱邪在上焦，吐而不利；邪在下焦，利而不吐；邪在中焦，既吐且利。如夏月霍乱脉虚，不用姜、附，盖非真阴寒，则不可也。

辨妇人伤寒证例第五十八

凡妇人伤寒，治法皆与男子相同，惟经水适断适来，热入血室，与胎产伤寒则不同治。

辨妇人热入血室例第五十九

妇人中风发寒热，经水适来而得之，七八日热退而脉迟身凉，胸膈满如结胸状，谵语者，此为热入血室，当刺期门，随其实而泻之；当以小柴胡加生地、丹皮、归尾、枳壳、香附、干姜，少用红花，去黄芩。

妇人伤寒发热恶寒，经水适来，昼则明了，夜则谵语，如见鬼状，此为热入血室，无犯胃气及上中二焦，必自愈也。犯胃气则谓攻下，犯上焦则谓发汗，犯中焦则谓取吐也。是以不可汗吐下，必待自愈。故设小柴胡加生地、丹皮。

妇人中风七八日，续得寒热，发作有时，经水适断者，此为热入血室，其血必结，故使如疟状，当用小柴胡加生地、丹皮以散血结也。

妇人阳明经病，下血谵语，此为热入血室，用小柴胡加生地黄、丹皮。男子阳明经病，下血谵语者，亦是热入血室也，轻用犀角地黄汤，重用桃仁承气汤下之。男女俱有此血气[①]，亦俱有此冲脉，何但妇人有之耶？

辨妊娠伤寒例第六十

凡妊娠伤寒，须要安胎为主，兼伤寒药为当。不可独用发表攻里之剂，恐伤胎气。若有表证宜汗者，用羌活冲和汤加柴胡、当归、芍药、苏叶、葱白，即四物冲和汤汗之。有气满喘急，加香附、砂仁，去生地。外用护胎法，最效。若里急实热证，大便不通，燥渴者，当用大黄转药，不必疑矣，须酒制用。有病病当之，无病胃伤之。经云：有故无殒，亦无殒也。上无殒，令无害其母；下无殒，令无害其子。妊妇设患真寒证，脉伏厥冷者，当用姜、桂、附子，不必虑也。附、姜、桂虽热，炒制无害，必加黄连、甘草，兼制沉香坠之。

护胎法

---

① 气：薛贞本作"结"。嘉庆本作"室"。

用井底泥、青黛、伏龙肝各等分，水调，涂于脐下二寸许，如干再涂上，以保胎孕也。

辨产后伤寒例第六十一

产妇患伤寒，不可轻易而发汗下也。盖恐产时伤力发热，有去血过多发热，有恶露不尽发热，有三日蒸乳发热，或早起劳动发热，或饮食停滞发热恶寒，一概状类伤寒，要在仔细详审，不可便用发表攻里之剂，实因产后之气血空虚。若汗之必郁冒，筋惕肉𥆧，昏迷不省，或入风，手足搐搦不定，或大便秘结而难通；若下之则利不止，亦变肉𥆧筋惕，郁冒昏沉厥逆等证，此皆为害非小。凡有伤力发热，有早起劳动发热，或去血过多发热，脉必虚大无力，内无痛者，此热非有余之热，乃阴虚不足而生热耳，用四物去芍药，恐其酸寒，伐生发之气，必加参、术、茯苓淡渗其热；如大热不止，必加煨干姜神效。夫干姜之辛热，能引血药入血分以生新血，引气药入气分补气，有阳生阴长之义。非玄机之士，岂能知此妙乎？

凡产后恶露不尽，亦有发热恶寒，必胁肋胀满，连大小腹有块作痛。凡产后腹痛者血也。腹满者非是食即是瘀血而作也。宜用四物汤加灵脂、丹皮、桃仁、红花、延胡索、香附、青皮、干姜、肉桂，酒水各一钟，黑豆一撮，后磨木香，入童便、姜汁温服，取下瘀血为效。后以四物汤加参、术、干姜、茯苓、陈皮，少佐童便，炒香附调理。

若饮食停滞发热，必有噫气作酸，恶闻食臭，胸膈饱闷，右关脉紧盛。一般发热恶寒头痛，必用治中汤，加山楂、神曲、砂仁、炒黄连、川芎、当归佐之。

若产后蒸乳发热恶寒者，必乳间胀硬疼痛，令产妇揉乳汁通窍，其热自除，不药而愈矣。

大抵胎产数证，俱有发热恶寒头疼，实非伤寒也，若误治之，杀人甚速。且夫产后虽有寒热骨痛，及口眼㖞斜，手足搐搦者，盖血虚所致，不可作中风寒证治之乃是。若果因产后不谨，虚中入风者，当以四物汤加防风、荆芥、白芷、人参、香附、乌梅、僵蚕、干姜治之。

又产后血虚昏沉不省者，用四物汤加参、术、干姜、香附、茯苓治之。若有瘀血冲上，昏运不省，又当如前恶露不尽方内治之，吞下益母丸最效。

又有产后不谨，感冒伤寒，发热恶寒，头疼骨痛，脉浮紧，表证宜汗者，用四物汤加羌活、苍术、白术、干姜、苏叶、栀子，少佐葱头，用水煎，取微汗为效。若自汗去苍术、苏叶，加白术；热甚者可加软柴胡、干姜少许，加炒黄芩佐之。若热邪传里，口燥渴，大便不通，脉沉实或热甚谵语，宜下之，轻则蜜导法，重则四物加柴胡、炒黄芩、枳壳、熟大黄微下，就用四物汤加干姜少许，大用参、术以温补其血气。若热邪传至半表半里证，寒热，呕而口苦，若脉弦数者，以四物汤合小柴胡主之。若产后妄用汗下吐法太过，遂变郁冒昏迷，肉瞤筋惕者，必用四物汤合四君子汤加减治之。茯苓、干姜乃为主药，不可少也。经云：胎前宜养血安胎，产后须大补气血，虽有杂证，以末治之。此诚格言也。予虽不专产科，但恐各证与伤寒相似有误，故并开明以备缓急耳。

辨痰证类伤寒例第六十二

凡中脘停痰留饮，亦作寒热，状类伤寒，但头不痛项不强

卷之四

为异耳。若痰在上焦，则寸口脉沉滑或沉伏；痰在中焦，则右关脉滑大；痰在下焦，随火而动，则脉洪滑。有气郁，右脉必沉滑；有饮，内痛，右脉必沉弦。若关脉左右滑大者，膈上有伏痰也。目如炭烟者，多痰也。昔肥今瘦者，亦痰也。凡治痰以二陈为主，随证加减。若痰饮凝结，憎寒壮热，隐隐头疼，胸膈满闷，上气喘急，咽喉不得息，宜瓜蒂散吐之。若痰饮心包寒热，胸膈满气急，出语无伦曰痰结，此挟痰如见祟，皆痰之使然，用二陈汤加苏子、枳实、芩、连、瓜蒌、贝母、桔梗、山栀、前胡，去甘草，以姜汁调辰砂温服。若痰涎壅盛，昏迷不省者，用吐法后，以加减二陈汤治之。若有遍身四肢骨节走注疼痛，牵引胸膈心背，亦作寒热，喘咳，烦闷，或作肿块，痛难转侧，或四肢麻痹不仁，或背心一点如冰冷，脉来沉滑，乃是湿痰流注经络，关节不利故也，用二陈倍加苍术、羌活、酒炒黄芩、白芷、南星、白芥子、竹沥、姜汁磨木香。若骨体痛甚，及有肿块作痛者，名曰痰块，前方加乳没①、木香、海石、朴硝、姜汁少许。大便自利，内无热，少用朴硝。头项痛加川芎、威灵仙。脚肿加牛膝、黄柏、防己、龙胆草、木瓜。若手臂膊痛加薄、桂，引南星等药至痛处。若作寒热，加柴胡、桂少许。独热减桂倍柴、芩。内热加炒栀、连。若痰流在胁下，痛结胀满，寒热难转侧者，二陈加柴、芩、川芎、苍术、青皮、白芥子、白芍、竹沥、姜汁、磨木香。胁下硬块不消作痛，再加朴硝、姜汁、海石，取咸以软坚。喘咳加杏仁、五味、桑皮。气急加苏子、葶苈。若身热咯吐红痰，与上焦痰郁火邪，即血痰也，二陈减半夏加炒芩连、山栀、杏仁、桔梗、瓜蒌、贝母、

---

① 没：原脱，据薛贞本补。

青黛、麦冬、五味，加竹沥、姜汁少许，磨金墨服之。气虚加参、术。血虚加当归、生地。若痰饮气郁结滞，寒热胸满喘咳者，二陈去甘草、半夏，加苏子、桑皮、瓜蒌、贝母、枳实、黄连、桔梗、杏仁、五味、竹沥、姜汁磨木香。热甚去木香加黄芩，无热而气不调者，还用木香、姜汁。若胸满、喘咳、痰涎如胶者，二陈去甘草、半夏，倍加芩、连、贝母、瓜蒌、桑皮、杏仁、五味、桔梗、金沸草、前胡、竹沥、姜汁少许。外有热加柴胡、酒芩。若有内热，以痰作咳，二陈去半夏、甘草，加芩、连、贝母、瓜蒌、五味、干葛、桔梗、山栀、杏仁、竹沥、姜汁少许。若热痰在胸膈间不化，咯吐不出，寒热气急，满闷作痛者，名曰痰结，二陈去半夏、甘草，加贝母、瓜蒌、芩、连、桔梗、枳壳、杏仁、山栀、苏子、桑皮，少佐朴硝、姜汁磨木香。如外热加柴胡，仍用姜粗揉熨法。胸中有风痰喘急①，气壅盛者，二陈加南星、枳实、羌活、荆芥、防风、苏子、苍术、麻黄②、竹沥、姜汁磨木香。若胸中有寒痰留饮，喘急无热者，二陈加桂枝、枳壳、桔梗、苏子、砂仁、苍术、姜汁磨木香。若喉中痰涎，漉漉有声如水车响者，难治。用皂荚末鹅翎蘸桐油探吐，痰大吐者为愈，已后随证用药。如用吐法痰不出者，必死矣。若胸中有痰壅塞，喘急满闷，两胁胀痛，脉沉者，名曰痰气，二陈汤去甘草，加香附、干姜、官桂、苏子、厚朴、砂仁、青皮、桔梗、姜汁磨沉、木香，外用炒姜粗揉熨法。若痰核在咽喉中，咯不出，咽不下，或升或降，窒碍不通者，名曰梅核证，亦痰气也，与前治法同，去青皮加枳实。

---

① 喘急：原脱，据薛贞本补。
② 苍术麻黄：原脱，据薛贞本补。

若胸膈痰涎壅塞，昏迷卒倒不省，四肢厥冷，脉沉细，名曰痰厥，二陈加干姜、桂枝、熟附、南星、枳实、苏子、木香、桔梗、姜汁。若元气本虚人，下焦火痰升作喘咳，至午夜间发寒热者，名曰痰火，二陈去半夏，加当归、生地、芍药、黄柏、知母、麦冬、五味、杏仁、桑皮、片芩、橘红、竹沥、姜汁少许。气虚加参、术，虚热虚汗加黄芪。其痰隔中焦，小便不通，二陈加木通、滑石、苏子、枳实、砂仁、黄连、木香磨姜汁、竹沥。若痰饮咳嗽，气急满闷，一寒一热，坐卧不宁，有时而烦，有时而躁，名曰痰躁，二陈合温胆汤加砂仁、竹沥、姜汁少许。若肥人日常头眩眼昏，时卒运倒者，名曰痰运，二陈加川芎、天麻、苍术、南星、生乌药、桔梗、枳壳、酒芩、羌活，去甘草，竹沥、姜汁少许。若痰在心下满闷者，二陈去甘草，加瓜蒌、黄连、枳实、砂仁、桔梗、贝母、香附、苏子、竹沥，姜汁磨木香传送，外用炒姜粗揉熨法最效。此乃痰家要药不可缺也。若寒痰，不宜用竹沥、芩、连凉剂，医家当慎之。若痰发出者，宜吐不宜留。此秽浊之物，留则反生别病矣。要在明辨痰证，不可混作伤寒治之，误也。且痰家之药，枳实泻痰，能冲墙壁；黄芩治热痰，假以降其火也；海石、朴硝治顽痰，味咸以软坚；痰在胁下，非白芥子不能达；苍术治痰饮成窠囊，行痰极效，取燥以去湿；瓜蒌、桔梗，能开膈上稠痰；砂仁治痰行气故也；竹沥降痰，无姜汁不能行经络；贝母治膈上郁痰，最效；天花粉大能降膈上热痰；青黛治痰火，上清咽膈。此治痰之妙用也。人身之痰，如鱼之涎，若地之泉，随气升降，无处不到。设有阻其道路，为肿为块，为喘为咳，为噫为哕，为寒为热，为呕为吐，为泄泻，为嘈杂，为嗳气，为怔忡，为惊悸，为关格，为烦躁，为痞满，为麻木，为癃闭，为厥逆，为眩运，为胡言，为癫呆，为不语，为健忘，为不仁，为积滞，为牵引，为走串，皆痰之患也。善治痰者，兼治气，气顺则痰利也。

二陈汤

总治诸痰，随症加减。备开痰论。

茯苓上　半夏中　陈皮中　甘草下

水、姜煎服。

导痰汤

用依二陈汤内加减治之。

茯苓上　半夏中　陈皮中　甘草下　南星中　枳壳上

水、姜煎服。

瓜蒂散

瓜蒂一钱五分　赤豆一钱五分

上为末，用香豆豉一合煮，作稀粥，去粗，取三分之一，调煎药一钱顿服之，不吐又如前服，得吐即止也。

探吐法

用皂荚末、麝香、细辛、生矾为细末，调姜汁灌下后，将鹅翎蘸桐油燃皂荚末探吐，痰出为效，吐不出者，死也。

控涎丹

治患背胸手足，颈项腰膝，筋骨牵引钓①痛，及时时走动串痛，或手足麻痹，或背心一点如冰痛者，并治之。皆是痰病。

甘遂　紫大戟　芫花　大黄　加皂荚　轻粉

各为细末，糊为丸如桐子大，每服五七丸，淡姜汁吞下，以去痰积。

① 钓：据文义当为"灼"。

辨食积类伤寒例第六十三

凡饮食自倍，肠胃乃伤，停滞中焦不化，作为头疼发热恶寒，但身不痛，与伤寒为异耳。必左手脉平和，右手脉紧盛，是伤食必恶食，理必然也。或嗳气，或作酸，或恶闻食臭，或欲吐不出，或吐之不尽，或恶心或短气，或痞满或腹胀，或胃口作痛，或腹中痛，或心下痞塞，按之则痛，以香砂平胃散，依后法加减治之。若停食伤感，即夹食伤寒，左右脉俱紧盛，外证头疼身热，恶寒拘急、恶心、中脘痞满，或呕或吐，或痛或泻，以藿香正气散合养胃汤加香附、砂仁。若肉食不化，加神曲、麦芽；生冷、肉食、果子不化，加草果、砂仁、干姜、枳实、青皮；饮食不化，加莱菔子、神曲、山楂；酒食不化，加砂仁、苏叶、干葛、黄连、乌梅；心下痞满，加枳实、黄连；胸胁胀满，加枳壳、桔梗；腹中窄满，加苍术、厚朴倍多；腹胀，加莱菔子、大腹皮；若胸中胀满疼痛，气虚不顺，加木香、砂仁；胃弱加神曲、白术；内寒不热，加姜、桂；外热加柴、芩；头疼加川芎；大便实热，腹中满，加大黄下之；腹中有食积块，悠悠作痛者，加蓬术；呕吐加姜汁；小便涩加木通、猪苓。大抵憎寒未甚热者，用此方加减。若已发热无汗，必须先解其外，以十味芎苏散汗之。身体痛发热者，羌活冲和汤加干葛、葱白汗之，然后消其食也。若食在上口，未入于胃，乃可吐之；如不吐则消导。待食下入于胃，变化糟粕，外证已解，乃可下其食也。外证无恶寒恶风乃可下，热多者大柴胡下之。凡治夹食伤寒，不可先攻其食，待发散寒邪已解，次可攻食。劫吐法，开霍乱条下。

辨虚烦类伤寒例第六十四

凡诸虚烦热状类伤寒，但头身不痛为异耳。盖烦即热也，心中郁郁不安，谓之虚烦。若饮食不节，内伤劳役而发热者，则手心热而手背不热也。盖外感有余，则口鼻之气俱盛；内伤不足，则少气懒言而烦作也。凡诸虚作热，状类伤寒，不可不辨而治。若误作外感，以汗吐下法治之，岂不死哉。原虚烦之脉虽大，按之无力，或尺脉多浮大，左寸关脉或濡或弱或微或涩，乃虚脉也。且脉数主热，数而有力为实热。又云：平人脉大者为虚劳。又云：阴虚生内热。又云：劳则喘而自汗出则气耗矣。若饮食失节，喜怒不调，房事劳役，皆损其真气，气衰则木旺，木旺则伐其脾土，四肢困倦而热，少气以动，懒言沉卧，动则气促喘乏，或表虚自汗恶风，当以甘温之剂，补其中气，温其真阴，其热自愈。大抵劳者温之，损者益之。盖除大热，最忌苦寒之剂，重泻其脾土也。且参、芪甘温，乃除虚热之圣药，专以补中益气，少加黄柏以滋肾水，其效如神。又房劳阴虚相火发热者，并大病后虚热，皆宜此汤轻剂为妙。又竹叶石膏汤、十味温胆汤，皆治病后烦热虚热之圣药，要在选而用之。虚烦有热不可攻热，热去则寒起。诚格言也。

辨脚气类伤寒例第六十五

脚气之作，必发寒热呕逆，但起于脚膝酸软为异耳。须要察其足胫焮赤肿者，湿热也；黄白肿者，寒湿也。脉浮主风，小续命汤加羌活、木通、木瓜、龙胆草、牛膝。脉沉迟或紧，主寒，桂枝汤加羌、防、木瓜、木通、牛膝、苍术。脉数有力，主热，小柴胡加黄柏、知母、牛膝、羌活、防风、木通。脉沉濡，主湿，五苓散加苍术、木通、防风、羌活、牛膝、木瓜。然伤寒则无足痛之患以别之。因有发热恶寒，故状类伤寒也。

辨内伤瘀血症发热状类伤寒例第六十六

凡跌扑损伤，或被人踢打，或物相撞，或致闪肭①，一时不觉，过至半日或一二三日而发者有之，十数日或半月一月而发者有之。一般寒热交作，其心胸胁下小腹满痛，按之手不可近者，此有瘀血也。或一时伤重，就发寒热，瘀血上冲，则昏迷不省，如死之状，良久复生，轻则当归导滞汤，重则桃仁承气汤加苏木、红花，牛膝、桔梗、姜汁，量其元气，下其瘀血则愈。若医家不识，见其寒热胀满，罔察其痛处。若有痛肿，手难近，按其脉，芤涩或数以明之。盖肝为血海，凡有瘀血，必蓄积于心胸胁下，或小腹之分，乃肝部也。心主血，肝藏之，脾为之流。但小便如常者，蓄血证也。内伤瘀血证，必自汗。

---

① 闪肭（nà 纳）：扭伤肌肉或筋骨。

校注后记

1. 主要内容

《伤寒全生集》全书共四卷，173 篇。正文四卷分为两大部分，第一部分为总论及六经标本，表里阴阳，寒热虚实，正伤寒，温热病，类伤寒，阴阳相似，合病，并病，风温，痉症，疫疠天行等；第二部分为各种症状及证候的辨证论治，并列方药及加减变化。书中收部分针灸治法。

2. 现存版本

据《中国中医古籍总目》《中国医籍考》等工具书记载，《伤寒全生集》目前共有 18 个版本存世。

其中明代版本 8 个，分别为：明崇祯十三年（1640）娄东蔡懋德刻本，共 11 家图书馆有藏书，分别在中国中医科学院图书馆等。明崇祯吴门宝鸿堂刻本（中国中医科学院图书馆）、明崇祯豫章长春堂刻本（中国中医科学院图书馆、天津中医药大学图书馆、河南中医学院图书馆，与娄东蔡懋德刻本相同）、明末关中薛贞刻本（吉林省中医药研究院图书馆）、明刻本（国家图书馆、中国科学院国家科学图书馆、北京中医药大学图书馆）、明刻清吴门裕兹堂补刻本（上海图书馆）、明末薛贞氏翻刻绿荫堂藏板（中国中医科学院图书馆）、明末清初刻本（吉林省中医药研究院图书馆），藏书共有 22 本。

清刻版本有 10 个，分别为：清初吴郡大来堂刻本、清乾隆三十七年（1772）松荫堂刻本、清乾隆四十七年（1782）古越尺木堂刻本、清乾隆刻本本衙藏板、清嘉庆十五年（1810）刻本、清嘉庆二十四年（1819）长州书业堂刻本、清嘉庆二十年（1819）桐石山房刻本、清嘉庆眉寿堂刻本本衙藏板、清刘清堂刻本、清绿荫堂刻本，藏书共有 30 本。

根据课题组的要求，我们分别对明代的 8 个版本进行了调研，根据不同版本的排版、字体、页数等，分为不同的版本系统，具体情况为：

娄东蔡懋德本：收藏在中国中医科学院图书馆等 11 家单位，是明本中藏书最多的。中国中医科学院图书馆收藏的明崇祯吴门宝鸿堂刻本，结尾有娄东蔡懋德题字样，与娄东蔡懋德刻本为同一版本系统。而河南中医学院图书馆收藏的明崇祯豫章长春堂刻本则与娄东蔡懋德刻本完全相同。

明末关中薛贞刻本：文献记载，明末关中薛贞刻本在吉林省中医药研究院图书馆收藏，课题组赶往调研，因故未见原书。后在上海中医药大学图书馆发现有薛贞刻本，原书序后有薛贞补撰的序，落款为"监察御史关中薛贞题"，该藏书在《中国中医古籍总目》中未收录。北京中医药大学图书馆等 3 家单位收藏的明刻本，经调研与上海中医药大学薛贞版本排版完全相同，是同一刻本。

另有文献记载的明刻清吴门裕兹堂补刻本，现存上海图书馆；文献记载的明末清初刻本，收藏于吉林省中医药研究院图书馆，课题组前往调研，均因种种原因未取得相关资料。

综合以上调研结果，文献记载的明本虽多，但经实地考证，除吉林的明末清初刻本和上海图书馆的明刻清吴门裕兹堂补刻本未取得相关资料外，其余的版本系统主要是 2 个，即娄东蔡懋德刻本和明末关中薛贞刻本，说明明本中存在严重的"名异而实同"现象。

另外，我们在调研中还发现，在上海中医药大学图书馆收藏的薛贞本和清嘉庆眉寿堂刻本本衙藏板，在《中国中医古籍总目》中并未收录，是本次调研中的一个收获。

3. 学术价值及影响

《伤寒全生集》为明·陶华一生习医之精华，以论述伤寒各种病证，包括温热病的病机、诊法、辨证施治为主要内容，既能阐发仲景经旨，又于温热病证治方面颇多发明，具有言简意赅、条理清晰、变通圆活、便于记诵等特点，为外感热病之切用之作，是学习陶华学术思想的理想版本。

该书于成书后的二百多年间迭经传抄研读，目前存世之善本、足本又如此之多，说明其对后世医家之影响颇深。全书对《伤寒论》之经义发挥颇多，具有很高的临床指导意义，成为后世研究仲景学术思想之重要著作。

4. 关于本书作者的争议

《中国医籍考》云："汪琥曰：'《伤寒全生集》，明会稽朱映璧集，原陶节庵所着'……按是书卷首题曰会稽玉符朱映璧订正，镇江医官何燧重校，故汪琥以为朱所着，其实出于不知何人。盖托名节庵，改伤寒琐言序附之。镇江府志曰，何燧，字仁源，丹徒人，以医名，着《伤寒全生集》，恐亦误矣。"说明该书作者存在争议。汪琥认为该书是陶节庵所著，朱映璧校正，何燧重校。丹波元胤则认为"不知出于何人"。因目前尚无明确证据支持两说之正误，仅凭丹波元胤一家之言似无法甄别，故本次校勘仍持本书为陶节庵所著之观点，待日后有史料佐证时再予修订。

总 书 目

I

本　草

方 书

医便

卫生编

袖珍方

仁术便览

古方汇精

圣济总录

众妙仙方

李氏医鉴

医方丛话

医方约说

医方便览

乾坤生意

悬袖便方

救急易方

程氏释方

集古良方

摄生总论

摄生秘剖

辨症良方

活人心法（朱权）

卫生家宝方

见心斋药录

寿世简便集

医方大成论

医方考绳愆

鸡峰普济方

饲鹤亭集方

临症经验方

思济堂方书

济世碎金方

揣摩有得集

亟斋急应奇方

乾坤生意秘韫

简易普济良方

内外验方秘传

名方类证医书大全

新编南北经验医方大成

临证综合

医级

医悟

丹台玉案

玉机辨症

古今医诗

本草权度

弄丸心法

医林绳墨

医学碎金

医学粹精

医宗备要

医宗宝镜

医宗撮精

医经小学

医垒元戎

证治要义

松崖医径

扁鹊心书

素仙简要

IV

V